肺 癌
病例精解

主 编／张力建

科学技术文献出版社
SCIENTIFIC AND TECHNICAL DOCUMENTATION PRESS
·北京·

图书在版编目（CIP）数据

肺癌病例精解/张力建主编. —北京：科学技术文献出版社，2020.7
ISBN 978-7-5189-6887-9

Ⅰ.①肺… Ⅱ.①张… Ⅲ.①肺癌—病案—分析 Ⅳ.① R734.2

中国版本图书馆 CIP 数据核字（2020）第 121198 号

肺癌病例精解

策划编辑：程　寒　　责任编辑：帅莎莎　程　寒　　责任校对：王瑞瑞　　责任出版：张志平

出　版　者	科学技术文献出版社	
地　　　址	北京市复兴路 15 号　邮编 100038	
编　务　部	（010）58882938，58882087（传真）	
发　行　部	（010）58882868，58882870（传真）	
邮　购　部	（010）58882873	
官方网址	www.stdp.com.cn	
发　行　者	科学技术文献出版社发行　全国各地新华书店经销	
印　刷　者	北京虎彩文化传播有限公司	
版　　　次	2020 年 7 月第 1 版　2020 年 7 月第 1 次印刷	
开　　　本	787×1092　1/16	
字　　　数	142 千	
印　　　张	12.5	
书　　　号	ISBN 978-7-5189-6887-9	
定　　　价	98.00 元	

编 委 会

主　　编　张力建

副 主 编　（按姓氏笔画排序）

　　　　　尹　丽　石　琦　刘轶男

编　　委　（按姓氏笔画排序）

　　　　　尹　丽　江苏省肿瘤医院

　　　　　石　琦　首都医科大学附属北京世纪坛医院

　　　　　刘轶男　北京大学肿瘤医院

　　　　　孙　振　首都医科大学附属北京安贞医院

　　　　　李　里　哈尔滨医科大学附属第二医院

　　　　　杨　宁　哈尔滨医科大学附属第四医院

　　　　　杨　志　首都医科大学附属北京胸科医院

　　　　　余　振　首都医科大学附属北京同仁医院

　　　　　张力建　北京大学肿瘤医院

　　　　　段　荣　北京大学肿瘤医院

　　　　　梁华刚　秦皇岛市第一医院

主编简介

张力建，北京大学肿瘤医院主任医师，二级教授，博士，博士研究生导师。本科毕业于首都医科大学医学系，2001年9月—2005年12月在英国卡迪夫大学医学院外科攻读医学博士学位，2006年2月获该校临床医学博士学位，被英国文化委员会提名为优秀海外留学生。曾先后在英国威尔士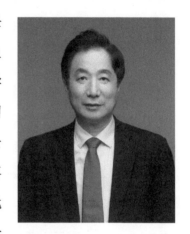
大学医学院、伦敦圣玛丽医学院做外科访问学者。

曾兼任北京大学肿瘤医院医务处处长，参与创立了北京大学肿瘤医院，是北京大学肿瘤医院胸外科的创建者。曾任中国医师协会胸外科医师分会第一、第二届常务委员，中国抗癌协会肺癌专业委员会委员，中国抗癌协会食管癌专业委员会委员，北京市胸心血管外科学会第四届常务委员，北京医学会胸外科学分会第一届副主任委员，北京医师协会第四届理事会理事。现兼任首都医科大学肺癌诊疗中心副主任，清华大学长庚医院胸外科特聘专家。

现任国家科技奖评审专家，军队科技进步奖评审专家，中华医学科技奖评审专家，国家外国专家局重点引智项目、国家自然科学基金、"863"项目评审专家，全国卫生产业企业管理协会常务理事，中国医药教育协会专家委员会委员，中关村医学工程转化中心特聘专家。《中国肺癌杂志》高级编委，《中华医学杂志》

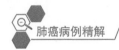

《中华外科杂志》《中国结核和呼吸病杂志》特邀编委，《医师报》首席医学顾问。英国肿瘤外科学会会员，英国卡迪夫大学医学院高级荣誉教授、外科临床肿瘤研究室客座研究员。在40多年的临床实践中，主刀完成了上万例胸外科手术，积累了丰富的临床经验，尤其在以外科手术为主的肺癌、食管癌及纵隔肿瘤的综合治疗方面具有较深的造诣。培养博士后1名，博士3名，硕士4名，学科带头人1名。多次作为答辩委员会主席主持北京协和医学院肿瘤胸外科博士研究生的毕业答辩。主持国家级电视卫星继续教育及北京市科学技术委员会肿瘤血管生成等重点课题的研究。

发表论文近百篇，其中SCI论文近30篇。主编出版医学专著6部。作为课题负责人主持"863"项目1项，"十一五"科技攻关项目1项。获得3项国家发明专利。

序

　　临床医学是一门实践性很强的学科，许多经验和技术是建立在大量临床实践基础之上的。其规律性表现为在临床遇到问题时，带着问题去找出解决办法。这次新型冠状病毒肺炎就是一个非常典型的例子。人们先发现了不明原因的肺炎，再根据临床症状特点查找致病原。经过大量的临床研究及以往的经验，最终找到了新型冠状病毒COVID-19。再根据病毒特点及传播规律，采取阻断隔离措施，寻找治疗的有效药物，制备出预防新型冠状病毒感染的疫苗。

　　将所学的医学知识在大量的临床实践工作中应用，敏于发现问题，善于解决问题，经过日积月累，并且积极交流，就会形成每位医师自己独有的临床经验。临床实践经验的积累是做一名优秀的临床医师的必备要素。

　　本书主编及其团队就是以此为初衷，基于其40余年的临床经验，组织了几位中青年医师，搜集了多年来临床工作中所遇到的典型病例，进行研究讨论。精细解读每例病例的特点，以求为临床一线的医师提供参考，让他们感受到，一名临床医师在遇到患者，特别是疑难病症时，应该如何进行分析和思考，如何较全面地将患者的临床表现和体征综合归纳，将理论与实践相结合，根据临床经验和现有的诊疗技术及手段，灵活地进行诊断处理。

　　医学治疗必须是在一个正确的诊断下进行，诊断的正确性十分重要。这需要临床医师丰富的临床经验，加之以科学的分析认识才能做出正确的诊断，给出正确的治疗方案。勤于读书，善于

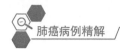

动脑，精于技术操作，这样才能做到有的放矢。

　　我非常赞成和积极支持以这种病例解读的形式，如实地将临床工作中遇到的典型病例呈现出来，然后由有经验的高年资医师帮助分析并进行点评，将临床经验实用化，这不失为一个培养青年医师的好办法，应该给予推广。

　　在这里要感谢本书的主编及科学技术文献出版社的邀请，相信本书出版后一定会受到广大临床医师的欢迎，并且能够从中获得收获和提高。

支修益

中国胸外科肺癌联盟主席

首都医科大学肺癌诊疗中心主任

前　言

　　医学是一门非常复杂的科学，它包含了几乎全部自然科学的内容，而且随着人类的进化和科学的发展还在不断充实。纵观我们的教科书，在临床实践中，书本上的知识虽然越来越丰富，但是在临床实践中，尤其是在一些复杂的、不典型的疑难疾病中，总是显得不足，便需要丰富的临床积累或是专家集体智慧。这就突出了临床实践经验在临床治疗中的重要性。因为没有一例患者的治疗是完全照搬书本，一名出色的医生要经过十几年，甚至几十年的临床实践经验的积累，才能做到处理医疗实际问题时基本上的得心应手。查看医学资料，翻阅医学文献是临床医生一生的职业要求。积极地进行医学交流，善于从老一辈的学长的经验中汲取营养也是每一名医者应该具有的品质。

　　如何能够让临床医生在临床实践中互相交流，特别是年轻医生在相关专业领域里能有实战性的专业交流，这是非常实际的问题。从这点出发，科学技术文献出版社推出了以临床病例分析和解读为主要内容的丛书，并且每例病例配上专家点评，这样可以使有需要的临床医生，特别是年轻医生开卷有益。尤其是在临床复杂的医疗工作中遇到问题如何判断分析，通过本书从前辈的经验中得到点拨。

　　为了适应临床工作，许多医院，尤其是在三级甲等以上的大医院，多学科、个体化综合治疗已经逐渐成为临床诊疗常规。进一步完善疾病精准医疗方案的策略已经摆在各大医疗中心的案头，积极完善推进这一策略已经成为大趋势。

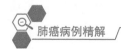

本书撰写的目的就是适应这个大的趋势，就是要将多学科、多角度、多层次对疾病的认知和在医疗实践中的经验结合。力争综合、全面、精准，而且有一定深度地反映及表述疾病在个体化表现、发生、转归中的一些规律性问题，锻炼临床医生在遇到复杂问题时如何分析、综合判断、认识复杂事物的整体性思维。几十个病例在浩瀚的医学事件中也只是沧海中的几粒黄沙，焉能以偏概全，能给读者一点启迪就是我们的初心。

由于实践经验水平受到一定的限制，难免会出现一些问题和疏漏，恳请读者提出宝贵的意见，我们一定会在今后的工作中予以纠正，这样也会使我们得到提高，达到相互得益的目的。

张力建

2020 年 3 月 21 日

目　录

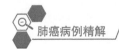

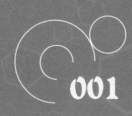

001
肺原发性恶性黑色素瘤病
分享一例

病历摘要

患者男性，64岁，主因"咳嗽伴有血性痰和右背部疼痛"入院。

患者有40年的吸烟史，胸部CT扫描发现右肺下叶有6.5 cm×4.1 cm的肿块（图1-1）。入我院前曾被当地医院诊断有肺部感染，并用抗生素治疗，但没有明显效果。否认发烧、盗汗等症状，无肺部疾病史。

体格检查结果正常，未发现其他异常，未发现黑色素痣、色素沉着或皮肤损伤。浅表淋巴结未肿大。

实验室检查显示只有轻微的血小板增多症。血清癌胚抗原

1

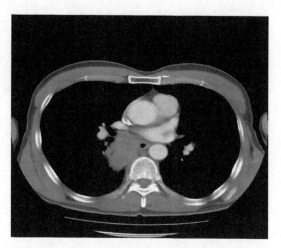

注：右肺下叶见一直径 6.5 cm 的肿物

图 1-1　胸部 CT

（carcino - embryonic antigen，CEA）为 2.3 ng/mL，肺功能检查和动脉血气分析结果均在正常范围内，支气管镜检查正常，无支气管内病变。CT 引导下肺部肿块细针抽吸细胞学检查（fine - needle aspiration cytology，FNAC）显示恶性细胞，病理诊断肺恶性黑色素瘤。抗酸杆菌培养阴性。术前用达卡巴嗪（dacarbazine，DTIC）和卡铂（carboplatin，CDP）化疗 3 个周期。化疗后进行胸部 CT 复查，显示肿瘤大小无变化。术前，包括脑部和腹部 CT 扫描在内的转移性检查均为阴性。

　　患者在全麻下行右肺下叶切除术和系统性纵隔淋巴结清扫术，切除的肿瘤大小为 6.0 cm×6.0 cm×4.5 cm，右下肺叶界限清楚，病理证实为肺恶性黑色素瘤，未见向肺门或纵隔淋巴结扩散（图 1-2）。HMB-45、S-100 和波形蛋白免疫组化呈阳性，而 p63、CK-H、CK-L 和 TTF-1 蛋白免疫组化呈阴性（图 1-3，图 1-4），术后用 DTIC 和 CDP 治疗 4 个周期，未见复发或转移。每 3 个月门诊复查 1 次，手术后 12 个月内无复发。

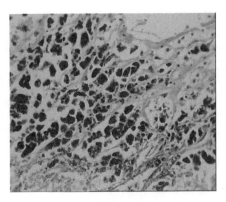

注：HE×400

图1-2 切除肿物

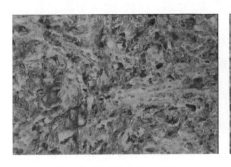 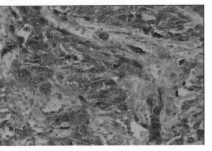

注：免疫过氧化酶×400　　　　注：免疫过氧化酶×400

图1-3 免疫组化显示　　　　图1-4 免疫组化显示

　　HMB-45 阳性　　　　　　　　S-100 阳性

病例分析

　　恶性黑色素瘤是由黑色素细胞引起的神经外胚层肿瘤。恶性黑色素瘤占所有恶性肿瘤的1%，占皮肤恶性肿瘤的3%。皮外恶性黑色素瘤十分罕见，可起源于黏膜、眼睛、食道和脑膜。

　　肺原发性恶性黑色素瘤（primary malignant melanoma of the lung，PMML）是一种极为罕见的疾病，1888年Todd F首次报道后，英文文献中仅报道了约30例，由于肺恶性黑色素瘤是一种罕见的病变，因此在肺肿瘤的鉴别诊断中通常不列为常规鉴别。在这种情况下，

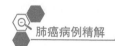
本例患者的胸部 CT 首先考虑为肺癌。直到对肺部进行细针抽吸（fine - needle aspiration，FNA）活检，我们才得以诊断，并通过组织学和免疫组织化学检查加以明确。免疫组织化学上，它是由褐色色素沉着的细胞形成的，与 HMB - 45 单克隆抗体产生强烈反应。

根据先前的报告，PMML 常表现为非特异性症状，包括咳嗽、咯血、呼吸困难或胸痛。据报道，肺原发性恶性黑色素瘤多发病于 40～70 岁的成人，平均年龄为 47 岁。

在诊断 PMML 之前，我们必须考虑一些严格的诊断标准。以下临床诊断标准提供了提示 PMML 发生的证据，①既往未切除色素性皮肤肿瘤，最好是未切除皮肤肿瘤；②未切除眼肿瘤；③肺外科标本中的孤立肿瘤；④与原发肿瘤相匹配的形态学表现；⑤手术时其他器官中无明显黑色素瘤；⑥尸检时在身体其他地方未检出原发性恶性黑色素瘤，特别是皮肤或眼睛。在此病例中，详细的临床病史和仔细的身体评估并没有发现任何原发性皮肤病变，且肺部肿瘤是一个孤立的肿瘤。在我们手术之后，大约 1 年的时间内，没有皮肤或其他内脏部位出现黑色素瘤，尽管我们不能进行尸检，该案例几乎满足所有标准。

大多数作者认为最好的治疗方法是完全切除局部疾病。如果患者的一般情况允许，应进行肺叶切除术或全肺切除术，并进行系统性纵隔淋巴结清扫术，因为 PMML 易于扩散。化疗对肺部黑色素瘤的作用尚未明确评估。DTIC 用于治疗皮肤恶性黑色素瘤，对肺恶性黑色素瘤可能有帮助。我们用 DTIC 和 CDP 新辅助化疗 3 个周期。化疗后无疾病进展。我们提倡 DTIC 和 CDP 联合使用，患者术后至少 12 个月内无疾病。

这些患者的平均生存率从 1 个月到 12 年不等，大多数患者在诊断后 14 个月内死于疾病。本病例经过适当的治疗在诊断后 12 个月内没有复发。

病例点评

　　PMML 是一种极为罕见但高度侵袭性的肺部恶性肿瘤，似乎最常见于中年人。症状通常是非特异性的，外科治疗加上化疗可能是最好的治疗方法。但预后较差，在做出诊断之前，我们必须有一些严格的诊断标准。此外，我们应该考虑原发性肿瘤自发消退的现象，这在大约 15% 的皮肤黑色素瘤中有描述。

　　随着靶向治疗和免疫治疗的发展，黑色素瘤的治疗发生了翻天覆地的变化，随着针对丝裂原激活蛋白激酶（mitogen activated protein kinase，MAPK）途径的靶向治疗（如 BRAFi + MEKi），以及针对程序性死亡受体 1（programmed cell death protein - 1，PD - 1）/ 程序性死亡配体 1（programmed cell death ligand - 1，PD - L1）或细胞毒性 T 淋巴细胞相关蛋白 4（cytotoxic T lymphocyte associated protein - 4，CTLA - 4）的单克隆抗体治疗的研究不断取得突破，从根本上改变了 BRAF 突变型黑色素瘤的治疗格局，逐渐取代了既往的标准化疗药物达卡巴嗪，并显著改善了患者的预后。小分子靶向药物 BRAF 抑制剂、MEK 抑制剂、免疫治疗药物 CTLA - 4 单抗及 PD - 1 单抗等相继通过美国食品药品监督管理局审批，用于晚期黑色素瘤治疗。

　　中国黑色素瘤患者 *BRAF V600* 型突变率为 25.5%，建议黑色素瘤患者行基因检测，*BRAF V600* 突变的患者 BRAF 抑制剂威罗菲尼显著降低死亡风险和疾病进展风险。而 2017 年获批上市的 BRAF 抑制剂联合 MEK 抑制剂的达拉非尼联合曲美替尼，更进一步延长患者的生存期，使得 3 年 OS 率达到 44% ~ 45%，且达拉非尼联合曲美替尼在 *BRAF V600* 突变肿瘤患者中具有生存获益的持久性。

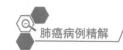
在免疫治疗方面，易普利姆玛作为一种抗 CTLA－4 的单克隆抗体，成为第一个被批准并明确指出可以用于转移性黑色素瘤的免疫检查点抑制剂，开启了免疫治疗恶性黑色素瘤的新时代。在一项有关易普利姆玛治疗恶性黑色素瘤的头对头比较一线易普利姆玛和安慰剂疗效的研究显示，两组间的总体生存时间存在显著性差异。然而易普利姆玛存在不良反应严重，价格高昂等缺点，使得易普利姆玛没有获得大量的使用。FDA 基于 KEYNOTE－001 研究在 2014 年 9 月批准了抗 PD－1 抗体帕姆单抗用于晚期黑色素瘤的治疗，该研究显示，使用单药抗 PD－1 抗体患者的 ORR 达到了 26%，且药物耐受性良好。之后在 KEYNOTE－002 研究中证实采用易普利姆玛治疗后随机接受帕姆单抗治疗或化疗，患者的无进展生存率和客观有效率均明显优于化疗组，且毒副反应发生率更低。之后的 KEYNOTE－006 研究也进一步证实了抗 PD－1 抗体的有效率和良好的耐受性。目前获批的抗 PD－1/PD－L1 抗体已有十余种。

2020 年 5 月最新公布了，首个成功的靶向治疗联合免疫治疗用于 *BRAF V600* 突变晚期黑色素瘤的Ⅲ期试验 IMspire150 试验。研究比较了抗 PD－L1 抗体阿替利珠单抗联合 BRAF 抑制剂威罗菲尼和 MEK 抑制剂考比替尼对比联合考比替尼在既往未经治疗的 *BRAF V600* 突变晚期黑色素瘤患者中的疗效和安全性。该研究的 PFS 相比对照组的中位 10.6 个月，显著提升至 15.1 个月；降低疾病进展风险 22%；成功为靶向治疗与免疫治疗的治疗策略优化提供了新的证据，为晚期黑色素瘤指明了未来研究的方向，有望改写指南成为 *BRAF* 突变晚期黑色素瘤新的一线治疗选择。

参考文献

1. BAGWELL S P, FLYNN S D, COX P M, et al. Primary malignant melanoma of the lung. Am Rev Respir Dis, 1989, 139：1543－1547.

2. TODD F. Two cases of melanotic tumors in the lungs. JAMA, 1888, 11: 53 - 54.

3. JENNINGS T A, AXIOTIS C A, KRESS Y, et al. Primary malignant melanoma of the lower respiratory tract. Am J Clin Pathol, 1990, 94: 649 - 655.

4. WILSON R W, MORAN C A. Primary melanoma of the lung: a clinicopathologic and immunohistochemical study of eight cases. Am J Surg Pathol, 1997, 21 (10): 1196 - 1202.

5. CAGLE P, MACE M L, JUDGE D M, et al. Pulmonary melanoma primary vs metastatic. Chest, 1984, 85 (1): 125 - 126.

6. DICIC Y. Spontaneous regression of cutaneous melanoma with subsequent metastasis. J Oral Maxillofac Surg, 2002, 60 (5): 588 - 591.

7. PRINTZ C. Spontaneous regression of melanoma may offer insight into cancer immunology. J Nat Cancer Inst, 2001, 93: 1047 - 1048.

8. CHAPMAN P B, HAUSCHILD A, ROBERT C, et al. Phase Ⅲ randomized, open - label, multicenter trial (BRIM3) comparing BRAF inhibitor RG7204 with dacarbazine in patients with V600E BRAF - mutated melanomas. J Clin Oncol, 2011, 29 (18): LBA4.

9. LONG G V, GEORGINA V, STROYAKOVSKIY M, et al. Overall survival in COMBI - d, a randomized, double - blinded, phase Ⅲ study comparing the combination of dabrafenib and trametinib with dabrafenib and placebo as first - line therapy in patients (pts) with unresectable or metastatic BRAF V600E/Kmutation - positive cutaneous melanoma. Meeting of the American - society - of - clinical - oncology, 2015.

10. ROBERT C, THOMAS L, BONDARENKO I, et al. Ipilimumab plus Dacarbazine for Previously Untreated Metastatic Melanoma. N Engl J Med, 2011, 364 (26): 2517 - 2526.

11. ANTONI R, IGOR P, REINHARD D, et al. Pembrolizumab versus investigator - choice chemotherapy for ipilimumab - refractory melanoma (KEYNOTE - 002): a randomised, controlled, phase 2 trial. Lancet Oncol, 2015, 16 (8): 908 - 918.

笔记

002
广泛期小细胞肺癌治疗经验分享一例

病历摘要

患者男性，66岁，2014年12月主因"发现左颈部肿物半个月"入院。

既往吸烟史20年，戒断10年，吸烟指数400。

体格检查触及左颈根部一实性肿物，直径约1.5 cm，触诊质硬、固定。听诊右肺下叶呼吸音减弱，其余无阳性体征。

入院后胸部CT检查发现（图2-1）右肺下叶肿物，右侧肺门及纵隔淋巴结增大，直径约1.5 cm，右侧胸膜增厚，右侧胸腔（少量）积液。分期检查超声提示左侧锁骨上淋巴结增大，大小约1.2 cm，血流丰富，考虑恶性可能。全腹＋盆腔CT、头增强MRI

及骨 ECT 未发现明显转移征象。由于在居住地附近医院行支气管镜检查时出现一过性晕厥,中断检查,因此入院后未行支气管镜检查。

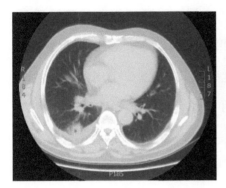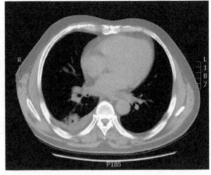

图 2-1   2014 年 12 月初始胸部 CT

　　患者临床诊断为右肺中央型肿物,恶性可能大,根据国际抗癌联盟 (Union for International Cancer Control, UICC)/美国癌症联合委员会 (American Joint Committee on Cancer, AJCC) 第 8 版 TNM 分期进行临床分期:c - T2a Visc PI N3M1a。患者无法行手术根治而拟行全身治疗为主,病理诊断至关重要。遂行左侧锁骨上淋巴结穿刺活检,病理诊断为:转移性小细胞癌。免疫组化:CD56(+),Syn(弱 +),Chr - A(-),CK8/18(弱 +),CK5/6(-)。临床确诊为广泛期小细胞肺癌。根据美国国家综合癌症网络 (National Comprehensive Cancer Network, NCCN) 指南,对于 PS 评分 0 ~ 2 的广泛期小细胞肺癌推荐全身化疗,由于除了日本临床肿瘤学会 (Japan Clinical Oncology Group, JCOG) 的临床试验及两项 Meta 分析之外的临床研究均未证实 IP 方案的生存改善,因此广泛期小细胞肺癌化疗首选为 EP 方案。患者经 EP 方案(顺铂 40 mg, d1 ~ d3;依托泊苷 100 mg, d1 ~ d5, q21d)化疗 6 个周期(分别于第 1 个周期和第 5 个周期结束后进行评效)。第 5 个周期结束后(图 2-2)

笔记

9

患者肺部原发灶完全缓解，纵隔淋巴结小于 1 cm；左侧锁骨上转移淋巴结完全缓解。2015 年 9 月（停药后 4 个月）患者出现干咳，复查胸部 CT 发现（图 2-3）：右肺下叶背段类圆形结节，大小为 1.3 cm×1.1 cm，边缘毛糙，内见空洞；纵隔气管前浅静脉后及右侧肺门见增大淋巴结（与化疗第 5 个周期结束后对比考虑病期进展）。遂于当地医院行同步放化疗（EP 方案 2 个周期，剂量同前），干咳症状减轻。2016 年 3 月（放化疗停止后 4 个月）患者再次出现干咳。复查胸部 CT 发现（图 2-4）右肺门旁多发软组织密度结节，部分侵及右主支气管，管腔变窄；右肺下叶肿物大小为 2.0 cm×1.2 cm，边缘毛糙，右肺下叶实变，其内见支气管气象，考虑阻塞性肺炎。颈部彩超、全腹 CT、头 MRI 及骨 ECT 未发现明显异常。再次行 EP 方案化疗 3 个周期，复查 CT 发现（图 2-5）右肺门旁多发软组织密度结节（病灶较 2016 年 3 月有所增大），侵及右主支气管，部分管腔闭塞，边缘欠清晰；右肺下叶不规则形肿物，边缘毛糙。改行伊立替康＋洛铂方案（洛铂 30 mg，d1；伊立替康 100 mg，d1，d8，d15，q28d）化疗 1 个周期，第二次化疗前病情进展，突发呼吸困难、喘憋症状，考虑主支气管闭塞造成急性呼吸衰竭，2016 年 8 月患者临床死亡。

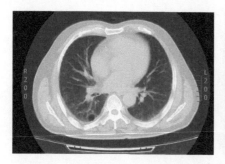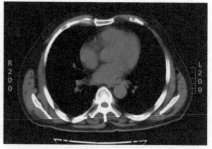

图 2-2　2015 年 5 月化疗 5 个周期结束后胸部 CT

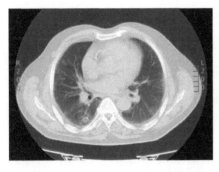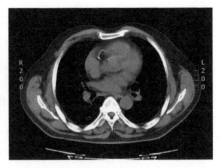

图2-3　2015年9月第一次复发胸部CT

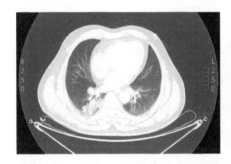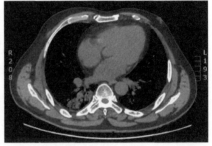

图2-4　2016年3月第二次复发胸部CT

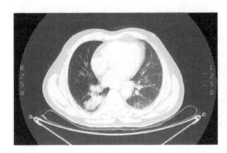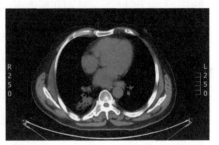

图2-5　2016年6月第二次复发化疗3个周期后胸部CT

病例分析

　　小细胞肺癌（small cell lung cancer，SCLC）约占肺癌的14%，是除了非小细胞肺癌（non-small cell lung cancer，NSCLC）之外最常见的肺癌类型。由于其起源于较大支气管的肺 Kulchitsky 细胞（嗜银细胞），属于神经内分泌肿瘤，常伴内分泌异常或类癌综合征，侵袭性高，生长迅速，肿瘤细胞倍增时间短，容易发生远隔转

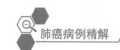 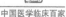

移。因此，SCLC 的治疗理念与 NSCLC 完全不同。SCLC 早期诊断较为困难，通常确诊时已经是晚期/广泛期。大部分患者对放化疗敏感性高，客观缓解率高，但初始治疗后 90% 以上将出现复发转移，一旦复发，二线治疗有效率低，确诊后如不积极治疗患者中位生存期不足 3 个月，晚期 SCLC 在确诊后的 5 年生存率仅有 2%。

　　SCLC 具体治疗决策的制订是根据准确的分期进行的，因此对患者要进行详细的体格检查及全身各系统的影像学检查，包括胸部及全腹部 CT，必要时需进行增强 CT，双侧颈部及锁骨上窝淋巴结超声、全身骨 ECT、脑部增强 MRI 等，如患者经济条件允许也可行 PET/CT 检查。SCLC 的分期采用 AJCC TNM 分期法与美国退伍军人肺癌协会的二期法相结合。目前化疗仍是广泛期 SCLC 治疗的主要手段，推荐 Topo - Ⅱ 抑制剂依托泊苷或 Topo - Ⅰ 抑制剂伊立替康联合顺铂作为广泛期 SCLC 的一线治疗。对于无局部症状、无脑转移的广泛期 SCLC，治疗的基本策略为化疗。初始治疗较为敏感，部分病灶完全缓解（complete response，CR），此时患者一般状态较好，PS 评分 0 ~ 2，推荐加用胸部放疗。2015 年 CREST 研究结果显示，给予原发灶放疗 30 Gy/10 次联合预防性脑放疗（prophylactic cranial irradiation，PCI）可降低 50% 的胸部复发风险，提高 2 年总生存（overall survival，OS）（13% *vs.* 3%，$P = 0.04$）。一半以上的 SCLC 患者会出现脑转移。2007 年 EORTC 随机对照临床研究评估了 286 例对初始化疗敏感的广泛期 SCLC 患者接受 PCI 的疗效，结果显示接受 PCI 的患者，1 年脑转移率从 40.4% 降至 14.6%，1 年生存率从 13.3% 提高至 27.1%。另有多项研究结果显示，PCI 可降低 SCLC 患者的脑转移发生率。然而，2014 年日本的一项Ⅲ期试验出现了不同的结果，中期分析发现广泛期 SCLC 患者行 PCI 对总生存或有不利影响。结果显示 PCI 组中位总生存为 11.6 个月，观察组为 13.7 个月（$HR = 1.27$，95% *CI* 0.96 ~ 1.68，$P = 0.094$）。PCI

组死亡率、发生不良事件率均高于观察组。因此，中国临床肿瘤学会（Chinese Society of Clinical Oncology，CSCO）原发性肺癌诊疗指南中提出：制订 PCI 的治疗决策时应与患者及其家属充分沟通，不推荐年龄 > 65 岁、有严重合并症、PS > 2、神经认知功能受损的患者行 PCI 治疗。虽然大部分 SCLC 患者初始治疗均较为敏感，但是一旦出现复发转移，则进展迅速，体力状态急转直下，且极易出现耐药。6 个月以内复发，二线方案可选择伊立替康、拓扑替康、吉西他滨、多西他赛等药物；6 个月以上复发可选择原方案。

随着分子靶向治疗时代的到来，很多研究也将目光放在困扰大家的 SCLC 上，但几十年来鲜有突破。令人欣喜的是，近年来免疫治疗的出现，改写了 SCLC 近 20 年来没有新方案的困境。CheckMate 032 研究比较了 opdivo（纳武单抗）单药与不同剂量的纳武单抗联合易普利姆玛方案对铂类化疗后疾病进展的 SCLC 的疗效，研究认为在高肿瘤突变负荷（tumor mutational burden，TMB）的 SCLC 患者中免疫联合治疗可得到较大的临床获益。其中 12% 的患者（$n = 13/109$，95% CI 6.5 ~ 19.5）对治疗有反应，无论 PD - L1 表达如何。基于该研究结果，2017 年 NCCN 指南将纳武单抗 ± 易普利姆玛作为复发 SCLC 治疗新推荐。2018 年另一项有关免疫治疗的 Keynote 158 研究结果显示，另一种 PD - 1 单抗帕博利珠单抗在晚期 SCLC 尤其是 PD - 1 阳性的患者中具有良好的抗肿瘤活性和持久应答［中位 OS 14.9 个月，客观缓解率（objective response rate，ORR）18.7%，约有 73% 的患者治疗反应持续时间大于 1 年］。2018 年世界肺癌大会（World Conference on Lung Cancer，WCLC）公布了 IMpower 133 研究，旨在评价阿特珠单抗联合 EP 方案用于广泛期 SCLC 一线治疗的疗效及安全性。结果显示联合治疗的患者 OS 和无进展生存期（progression free survival，PFS）的显著延长（mOS 12.3 个月 *vs.* 10.3 个月，$P = 0.0069$；mPFS 5.2 个月 *vs.* 4.3 个月，

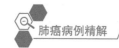

$P = 0.017$），1 年 OS 率由 38.2% 提高至 51.7%。随后 NCCN 指南对 IMpower 133 的治疗模式予以 Ⅰ 类优先推荐。目前，基于 ALTER 1202 研究结果，我国自主研发的安罗替尼对比安慰剂能显著延长 PFS（4.1 个月 *vs.* 0.7 个月），降低 81% 的疾病进展风险，并已经获批用于既往至少接受过 2 种系统化疗后复发，进展的局部晚期或转移性非小细胞肺癌患者的治疗。随着上述研究结果表明，SCLC 的临床治疗不再是单一的放化疗，而是迎来了多种药物、多种方法治疗的希望与前景。

病例点评

本病例符合临床常见病例，初始治疗敏感，化疗结束后接近 6 个月复发，放疗显效，但复发后疗效维持时间短，迅速再次进展，二线化疗耐药，符合 SCLC 发展规律。

SCLC 属于神经内分泌肿瘤的一种，由于其自身特殊的生物学行为，导致其有丝分裂比率高、细胞倍增时间短、Ki-67 指数高、早期血行转移、缺乏明确的驱动基因等特点，导致近 20 年来药物治疗始终停滞不前，复发转移 SCLC 的二线方案有限，且有效率低。复发患者推荐参加临床研究，目前靶向治疗（lurbinectedin、Rova－T）、抗体偶联药物（rovalpituzumab tesirine）、aurora 激酶抑制剂（danusertib、alisertib）、PARP 抑制剂（veliparib）、免疫治疗等方面的尝试和探索有望成为解决 SCLC 治疗困境的新钥匙。

参考文献

1. KHUDER S A. Effect of cigarette smoking on major histological types of lung cancer: A meta－analysis. Lung Cancer, 2001, 31（2－3）：139－148.

2. KRISTJANSEN P E G, HANSEN H H. Management of small cell lung cancer: a summary of the Third International Association for the Study of Lung Cancer Workshop on

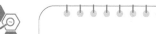

Small Cell Lung Cancer. J Natl Cancer Inst, 1990, 82 (4): 263 – 266.

3. MOSS A C, JACOBSON G M, WALKER L E, et al. SCG3 transcript in peripheral blood is a prognostic biomarker for REST – deficient small cell lung cancer. Clin Cancer Res, 2009, 15 (1): 274 – 283.

4. PEDERSEN N, MORTENSEN S, SORENSEN S B, et al. Transcriptional gene expression profiling of small cell lung cancer cells. Cancer Res, 2003, 63 (8): 1943 – 1953.

5. MICKE P, FALDUM A, METZ T, et al. Staging small cell lung cancer: veterans administration lung study group versus international association for the study of lung cancer – what limits limited disease? Lung Cancer, 2002, 37 (3): 271 – 276.

6. JETT J R, SCHILD S E, KESLER K A, et al. Treatment of small cell lung cancer: Diagnosis and management of lung cancer, 3rd: American College of Chest Physicians evidence – based clinical practiceguidelines. Chest, 2013, 143 (5): 400 – 419.

7. KALEMKERIAN G P, GADGEEL S M. Modern staging of small cell lung cancer. J Natl Compr Canc Netw, 2013, 11 (1): 99 – 104.

8. SLOTMAN B J, VAN TINTEREN H, PRAAG J O, et al. Use of thoracic radiotherapy for extensive stage small cell lung cancer: a phase 3 randomised controlled trial. Lancet, 2015, 385 (9962): 36 – 42.

9. SLOTMAN B, FAIVRE – FINN C, KRAMER G, et al. Prophylactic cranial irradiation in extensive small cell lung cancer. N Engl J Med, 2007, 357 (7): 664 – 672.

10. TAKAHASHI T, YAMANAKA T, SETO T, et al. Prophylactic cranial irradiation versus observation in patients with extensive – disease small cell lung cancer: a multicentre, randomised, open – label, phase 3 trial. Lancet Oncol, 2017, 18 (5): 663 – 671.

11. ANTONIA S J, LÓPEZ – MARTIN J A, BENDELL J, et al. Nivolumab alone and nivolumab plus ipilimumab in recurrent small – cell lung cancer (CheckMate 032): a multicentre, open – label, phase 1/2 trial. Lancet Oncol, 2016, 17 (7): 883 – 895.

12. HORN L, MANSFIELD A S, SZCZS A, et al. First – Line Atezolizumab plus Chemotherapy in Extensive – Stage Small – Cell Lung Cancer. N Engl J Med, 2018, 379 (23): 2220 – 2229.

003
右肺上叶双原发癌综合
治疗经验一例

病历摘要

患者男性，59 岁，主因"体检发现右肺上叶占位病变 1 周"入院。

吸烟史 30 年，平均每日 10 支，入院时已戒除 1 周。家族中无肺部肿瘤相关疾病。

患者入院前 1 周，体检行胸部 X 线片检查时，发现右肺上叶占位病变。继而行胸部 CT（图 3-1，图 3-2）示右肺上叶前段与后段交界处可见一不规则分叶状软组织密度结节影，大小约 4.3 cm×3.8 cm，边缘不光滑，可见棘状突起及短小毛刺，临近胸膜增厚，另右肺上叶尖段可见一最大直径为 2.3 cm 的磨玻璃密度的结节，边缘较规整，纵隔内未见明显肿大淋巴结，余双肺未见明显异常。入院后完善各项检查，肿瘤标志物示 FER 482 ng/mL（正常值 30 ~ 400 ng/mL），CEA 5.09 ng/mL（正常值 0 ~ 4.7 ng/mL），余标志物 AFP、CA - 199、CA - 724、NSE、$CYFRA_{21-1}$ 均在正常范围。入院后给予 3 次痰涂片检查，未见结核杆菌。余化验未见明显异常。心肺功能检查正常。各项检查未见远处转移征象。

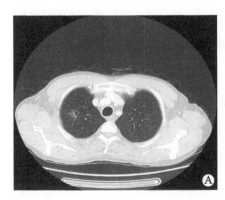
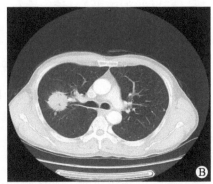

注：A：尖段病变；B：前、后段交界处病变

图 3 - 1　普通胸部 CT

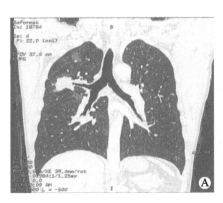
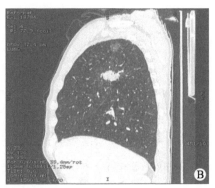

注：A：冠状位显示右上叶双病变；B：矢状位显示右上叶双病变

图 3 - 2　影像学检查

　　患者有手术适应证，各项检查未见手术禁忌证。经沟通病情，患者及其家属同意行手术治疗。术前继续戒烟 1 周，并积极术前准备，行右侧开胸手术治疗。术中探查可见：肿物 1 位于右肺上叶前段与后段交界处，大小约 4 cm × 4 cm × 5 cm，表面胸膜皱缩，且病

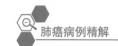

变与中叶临近，但未侵犯中叶；肿物2位于右肺上叶尖段，大小约2 cm×2 cm×1 cm，质软，表面胸膜无皱缩。先行肺楔形切除，包括上述两个肿物。术中快速冰冻病理示：①（右上肺前后段交界）纤维组织中可见腺样结构浸润性生长，细胞异型性明显，符合腺癌；②（右上肺尖段）大部分区域呈贴壁状生长，考虑为浸润性腺癌（贴壁状为主型）。遂决定行右肺上叶切除＋纵隔淋巴结清扫术。环形剪开纵隔胸膜，游离出上肺静脉，以血管切割缝合器切断上叶静脉。分离肺裂，水平裂发育较好。分离肺裂后，清扫第11、第12区淋巴结。游离出肺动脉向上叶的各个分支，分别以血管切割缝合器切断，游离出上叶支气管，以切割缝合器闭合，离断，移去标本。清扫纵隔第2、第3A、第4、第7、第8、第9、第10区淋巴结。胸腔内确切止血，水试验残端无漏气，覆盖止血纱布，置胸腔引流管两根，清点器械、纱布无误后关闭胸腔。术后给予抗感染、止血、止痛、平喘、祛痰等对症治疗，患者恢复良好。

术后病理示：①右肺上叶前后段交界处病变：切面见一结节状肿物，大小约3.5 cm×3.0 cm×3.0 cm，灰白、灰褐色，质稍硬，胸膜皱缩。组织学类型为腺癌，中度分化；②右肺上叶尖段病变：切面见一结节状肿物，大小约2.5 cm×2.0 cm×0.6 cm，灰白、灰褐色，质软，边界较清晰，胸膜未见皱缩。组织学类型为浸润性腺癌（贴壁状为主型）。免疫组化：CK7(＋)，NAPSIN－A(＋)，TTF－1(＋)，P40(－)，CK5/6(－)，Syn(局灶＋)；③淋巴结及软组织情况：区域淋巴结未见癌转移，2区0/2，3A区0/2，4区0/8，7区0/5，9区0/1，10区0/4，11区0/2，12区0/2；④支气管切端：阴性；⑤分子病理学检测：*EGFR*基因呈突变型，第19外显子检测出突变，第18外显子、第20外显子、第21外显子均未检测出突变；*KRAS*基因呈野生型，第2外显子未检测出突变；*ALK*基因

（－），ROS－1（－）。

根据双原发肺癌"最高原则"的分期方法，按病变较大者进行分期。患者术后病理分期为：P－T2aN0M0，Ⅰb期。因患者右肺上叶前后段交界处病变细胞异型性明显，且胸膜有皱缩，根据肺癌诊疗指南，并与患者及其家属沟通病情，建议先行培美曲塞＋顺铂化疗4个疗程，后规律复查。又因患者*EGFR*基因第19外显子突变，属于敏感突变；若复查中发现有复发或转移的情况，可口服吉非替尼、厄洛替尼、埃克替尼等靶向药物治疗。目前术后并化疗后2年，患者恢复良好，未见局部复发及远处转移的情况，仍在规律复查中。

病例分析

随着体检意识增强和CT、MR、PET/CT等现代医疗设备的应用，发现肺部结节的概率明显提高，肺部结节有孤立性和多发性，多发性可见于一侧肺或两侧肺，可以同时，也可以异时。肺结节中，包括肺癌和肺良性结节。肺癌分小细胞癌和非小细胞癌，非小细胞癌中有鳞癌、腺癌、大细胞癌、类癌等。良性结节中常见的有错构瘤、硬化性血管瘤、炎性假瘤、肉芽肿、结节病、真菌感染等。

肺部小结节是指直径在3 cm以下的肺部结节。有资料显示，肺孤立性小结节中，直径在2 cm左右的病灶，30%左右为良性病变，70%左右为恶性的癌结节，但直径在5 mm以下的结节，70%左右可能为良性病变。在恶性的肺小结节中，以肺腺癌最为常见，因肺腺癌约占全部肺癌的50%，而且发病率还在上升。腺癌的特点又较其他类型的癌早发生血行转移，肿瘤直径在2.5 cm左右时，

笔记

80%的患者有淋巴结转移。腺癌以周围型为主，血供丰富，也常侵犯脏层胸膜，形成胸膜凹陷征，由于肿瘤生长在各个方向的速度不同，常出现分叶现象和短毛刺征。肿块内部因坏死而形成不规则的空洞，这些都是肺癌的特征性X线表现。如果结节伴有钙化或块影内有通气征，或密度较淡，边缘模糊则良性的可能性大。

对于肺部多发结节，其诊治的核心关键是：病变是否为"多原发肺癌（multiply primary lung cancer, MPLC）"。MPLC可分为同时性MPLC（肿瘤的部位各异）和异时性MPLC（肿瘤的部位各异，但不同时存在，无病间隔至少是2年）。不论同时性还是异时性，其多原发的病理类型可相同，也可不同。有研究显示，MPLC占肺癌患者的1%~2%，女性发病明显多于男性，60岁以上是高发人群，吸烟并非高危因素，年龄跨度较大，可从青年至老年。在MPLC中，双原发（即2个病灶）最多，占70%~80%，3个病灶占10%~20%，超过4个病灶的很少，极端病例会出现右肺下叶10个病灶，其中8个原位癌，2个不典型腺瘤样增生（atypical adenomatous hyperplasia, AAH）。在部位上，上叶多于下叶，右肺上叶多发，占总病例数的30%~40%。病理类型上，类型相同占绝大多数，且多为腺癌 - 腺癌，约占所有MPLC中的90%以上，但也有类型不同者，如腺癌 - 鳞癌、大细胞癌 - 鳞癌等。多数的MPLC病例（约占80%）无淋巴结转移。

MPLC的一般处理原则为：尽可能手术治疗，尽可能完整切除病灶，尽可能保留健康肺体，术后多学科治疗。手术方式选择时的基本原则为：细致评估多部位手术对肺功能的影响；最大限度切除病灶并保留肺功能；先切除影响大、分期晚的病灶；若肺功能允许，争取所在病灶的肺叶完整切除；若肺功能有限，主病灶肺叶切除，次病灶局部切除；若肺功能受限，均行局部切除。MPLC的手

笔记

术顺序为：同侧病灶建议同期手术；异侧病灶建议分期手术，手术之间的间隔至少为 1 个月；优先切除分期晚，实性成分多，进展快的病变；同等条件下，有限切除容易手术的病灶。

回顾本病例，术后病理均为肺癌，故属于双原发肺癌，因同时存在，故属于同时性 MPLC。患者年龄近 60 岁，为双原发，均在右肺上叶，术后病理未见纵隔淋巴结转移，这些与上述 MPLC 特征相符。本病例双原发的病理类型相同，为腺癌 - 腺癌型，较为常见。同期行右肺上叶切除 + 纵隔淋巴结清扫，符合手术原则。术后病理证实为Ⅰb 期，因患者右肺上叶前后段交界处病变细胞异型性明显，且胸膜有皱缩，根据肺癌诊疗指南，并与患者及其家属沟通病情，建议先行培美曲塞 + 顺铂化疗 4 个疗程，后规律复查。分子病理学检测示 EGFR（ + ）。若患者在后期复查中，发现有局部复发或转移的情况，可考虑用吉非替尼、厄洛替尼、埃克替尼靶向治疗。

病例点评

1. MPLC 在临床上较为少见，但随着人们体检意识的增强和 CT、PET/CT 等现代医疗设备的广泛应用，发现肺部结节的概率明显提高，故 MPLC 在临床上出现的病例数目在增加。

2. 手术前注意了鉴别诊断，在入院后给予 3 次痰涂片检查，未见结核杆菌，并与患者及其家属沟通后才行手术治疗，术前戒烟 2 周，准备充分。手术时先行冰冻病理检查，确诊为肺癌后才行肺叶切除手术，手术思路清晰。手术中清扫了纵隔淋巴结，符合手术原则。

3. 术后病理示①右肺上叶前后段交界病变为腺癌，中度分化；②右肺上叶尖段病变为浸润性腺癌（贴壁状为主型）。双原发病变

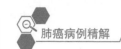

的病理类型相同，在 MPLC 中较常见。MPLC 临床上较为少见。

4. 本例右肺上叶前后段交界处病变确诊为腺癌，中度分化，且病理可见"胸膜皱缩"。术后进一步化疗，符合肺癌诊疗指南。若在规律复查中发现有局部复发及远处转移的情况，可口服靶向药物治疗，此诊疗思路清晰。

5. 本例手术为常规右侧开胸手术治疗，可能是考虑到右肺上叶前后段交界区病变可能侵及右肺中叶，甚至在肺裂发育不全的情况下，病变周围粘连明显，给腔镜手术造成困难，也增加了手术风险，故选择开胸手术治疗。

参考文献

1. DETTERBECK F C, MAROM E M, ARENBERG D A, et al. The IASLC lung cancer staging project：Background data and proposals for the application of TNM staging rules to lung cancer presenting as multiple nodules with ground glass or lepidic features or a pneumonic type of involvement in the forthcoming eighth edition of the TNM classification. J Thorac Oncol, 2016, 11 (5)：666 – 680.

2. ETTINGER D S, WOOD D E, AISNER D L, et al. Non – small cell lung cancer version 5. 2017, NCCN clinical practice guidelines in oncology. J Natl Compr Canc Netw, 2017, 15 (4)：504 – 535.

3. 谭黎杰，尹俊. 多原发肺癌的诊疗. 中国肺癌杂志，2018，21 (3)：185 – 189.

4. 郭海法，毛峰，张辉，等. 同时性多原发肺癌的预后和生存相关因素研究. 中国肺癌杂志，2017，20 (1)：21 – 27.

5. 周小昀，梁乃新，李单青. 双肺多灶磨玻璃病变诊疗：北京胸外科青年医师病例讨论纪实. 协和医学杂志，2018，9 (4)：336 – 341.

6. 韩连奎，高树庚，谭锋维，等. 同时性多原发肺癌的诊治体会及处理策略新进展. 中国肺癌杂志，2018，21 (3)：180 – 184.

004
肺大细胞癌治疗经验分享一例

病历摘要

患者男性，64 岁，于 2018 年 5 月 24 日行胸部 CT 检查，结果回报左肺上叶结节，肺门淋巴结肿大。并于外院行电子支气管镜检查，未发现明显新生物，刷检见癌细胞，性质待查。后患者于 2018 年 6 月 4 日就诊于我院。

入院后予以完善各项辅助检查。胸部 CT 图（4 - 1）：左肺上叶占位并肺门肿大淋巴结，支气管炎，肺气肿。

2018 年 6 月 5 日行胸部 CT 引导下病灶穿刺活检，2018 年 6 月 7 日左肺上叶穿刺活检病理诊断回报结果：（左肺上叶穿刺）非小细胞癌，考虑腺癌，需做免疫组化。于 2018 年 6 月 11 日回报病理

笔记

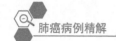
诊断结果：（左肺上叶穿刺）非小细胞癌，结合免疫组化支持神经内分泌癌，考虑有大细胞神经内分泌癌可能。免疫组化结果：CK（＋），TTF－1（＋），NAPSIN－A（－），p40（－），CK7（＋），CD56（＋），Syn（－），*ALK* 融合基因检测结果阴性，c－MET 蛋白检查结果（2＋），PD－L1 阴性。

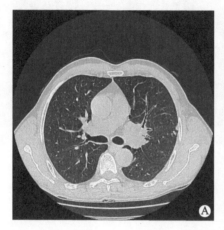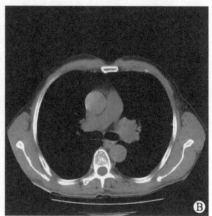

注：A：肺窗；B：纵隔窗

图 4 – 1　左肺肺癌

　　我院明确诊断为左肺上叶大细胞神经内分泌癌，于 2018 年 6 月 15 日给予培美曲塞联合奈达铂方案化疗 1 个周期，过程顺利。2018 年 7 月 18 日复查胸部 CT 提示左肺病灶较前略有变化，纵隔淋巴结较前增大，考虑行手术治疗。于 2018 年 7 月 23 日全麻下行全肺切除术＋淋巴结清扫术。病变位于左肺上叶尖，大小为 3 cm×3 cm×3 cm，质硬，中心型，无肺不张、肺实变。病变累及肺动脉干及左肺下叶支气管壁。术后病理回示分化差的癌，大小为 4 cm×2 cm×3 cm，可见脉管内癌栓，第 5、第 6、第 11 组淋巴结可见癌转移（1/1，2/2，1/6），第 4、第 7、第 9、第 10 组淋巴结未见癌转移（0/1，0/6，0/3，0/1）。结合形态及免疫组化结果，支持高级别神经内分泌癌，符合大细胞神经内分泌癌。免疫组化结果：CK（－），TTF－1（＋），NAPSIN－A（－），p40（－），CK7（＋），CD5/6（－），CD56（部分＋），Syn（－），CD117（部分＋），Ki-67 约 70%，PD－L1（－）。

术后于 2018 年 8 月 20 日、2018 年 9 月 18 日、2018 年 10 月 12 日、2018 年 11 月 6 日给予洛铂（d1）联合依托泊苷（d2～d6）方案化疗 4 个周期，过程顺利。

病例分析

根据 WHO 标准，大细胞癌被定义为恶性上皮细胞肿瘤，其具有细胞核大、核仁明显、胞质丰富的特点，通常都有较明确的细胞边界，且没有鳞癌、腺癌及小细胞癌的特征，细胞排列紧密且均一。近来，Travis 发现，经电镜及免疫组化证实的具有神经内分泌特征的非小细胞肺癌，不归类为其他的神经内分泌肿瘤，如类癌、不典型类癌和小细胞癌等，而应命名为大细胞神经内分泌癌，因为其预后较差。1999 年的 WHO 肺癌分类将大细胞内分泌癌独立于大细胞癌分类。

近期首都医科大学附属北京胸科医院的一项研究提示肺大细胞癌的患病率为 1.3%，国内的一些其他研究表明，其患病率结果也相似。性别比为 7.8 : 1，男性占大部分。近期的一些流行病学研究结果表明，吸烟可能是大细胞癌患病的一个重要危险因素，提示男性患者的大细胞癌患病率高可能与吸烟相关，国内一些文献报道也有类似阐述。CT 检查对于判断原发性肿瘤的侵犯范围、确定肿瘤与毗邻器官的关系、纵隔淋巴结有无肿大及确定肿瘤能否手术切除均有很好的作用。

总之，手术切除是肺非小细胞肺癌包括大细胞癌的首要治疗方式，其次为根据分期而行的放化疗。Downey 发现即使经严格手术分期及明确的诊断标准，并行相应治疗，肺大细胞癌的预后仍然很差。90% 的病例在诊断时已经为晚期（Ⅲ期及Ⅳ期），仅有 10% 的病例为 Ⅰ 期。大部分患者在 9 个月内死亡，Ⅰ期患者的平均生存期也仅为 15.9 个月，因此预后很差。据 Downey 报道，61 例经手术治疗的肺大细胞癌的 5 年生存率为 37%，提示手术治疗能够改善患者预后。

目前关于肺大细胞癌的术后放化疗的研究很少，首都医科大学附属北京胸科医院的研究，对术后行放化疗及未行治疗的患者分组发现，非放化疗组与放化疗组的 3 年生存率分别为 27.8% 及 48.4%，具有明显差别，提示放化疗对于肺大细胞癌的治疗不可或缺，但仍需要进一步多中心大样本量的研究来证实。

📋 病例点评

大细胞癌是肺癌的 4 种主要组织学类型中最少见的一种类型，仅占全部病例的 10% 左右，明显比其他组织学类型少见。肺大细胞癌主要发生于男性，恶性度高，相对治疗效果差，手术切除仍是首选的治疗手段，放化疗对于肺大细胞癌的治疗有益，临床对于大细胞肺癌的治疗还需进一步的探索和提高。

参考文献

1. The World Health Organization Histological typing of lung tumors: second edition. Am J Clin Pathol, 1982, 77 (2): 123 – 136.

2. KIRSH M M, ROTMAN H, ARGENTA L, et al. Carcinoma of the lung: results of reatment over ten year. Ann Thorac Surg, 1976, 21 (5): 371 – 377.

3. DELMONTE V C, ALBERTI O, SALDIVA P H N. Large cell carcinoma of the lung – Ultrastructural and immunohistochemical features. Chest, 1986, 90 (4): 524 – 527.

4. TRAVIS W D, LINNOILA R L, TSOKOS M G, et al. Neuroendocirine tumors of the lung with proposed criteria for large – cell neuroendocrine caicinoma. An Ultrastructural, immunohistochemical, and flow cytometric study of 35 cases. Am J Surg pathol, 1991, 15 (6): 529 – 553.

5. TRAVIS W D, COLBY T V, CORRIN B, et al. Histological typing of lung and pleural tumors. Berlin Spinger Verlag, 1999.

6. BARBONE F, BOVENZI M, CAVALLIERI F, et al. Cigarette smoking and hisologic type of lung cancer in men. Chest, 1997, 112 (6): 1474 – 1479.

7. GLEDHILL A, BATES C, HENDERSON D, et al. Sputum cytology a limited role. J Clin Pathol, 1997, 50 (7): 566 – 568.

笔记

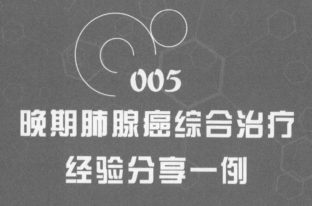

005
晚期肺腺癌综合治疗
经验分享一例

病历摘要

　　患者女性，62岁，2015年5月主因"发现多发骨转移半个月"入院。

　　患者因骨痛症状在外院行MRI检查发现第11胸椎、第4腰椎、第2骶椎椎体及附件、左侧髂骨多发异常信号，考虑多发转移瘤，临床分期Ⅳ期。

　　体格检查：患者一般状态欠佳，卧床不起，双下肢肌力Ⅳ级。听诊双肺呼吸音清，胸椎、腰椎多个椎体叩击痛（＋），其余无阳性体征。入院后胸部CT检查（图5-1）示右肺中叶内侧段高密度结节，边缘毛糙，相应支气管变窄。CEA 8.18 ng/mL。PET/CT检查，发现右肺中叶内侧段结节伴局限性代谢增高，符合恶性病变特征，原发病变可能性大。全身骨骼多发骨质破坏伴糖代谢增高，考虑骨转移。椎体活检病理示非小细胞肺癌。外周血基因检测显示 *EGFR* 基因 p.745 - 750del 第 19 外显子非移码缺失敏感突变。随后患者开始口服吉非替尼治疗。2015 年 11 月患者复查头 MRI（图 5 - 2）发现颅内多发转移，肺内病灶稳定，其余未发现异常。遂行颅脑放疗 DT 46 Gy/23 次，颅内病灶缩小，继续吉非替尼治疗。2016 年 8 月，患者出现骨痛加重并伴肿瘤标志物增高（CEA 12.02 ng/mL、CA - 199 36.47 U/mL、$CYFRA_{21-1}$ 10.57 ng/mL），PS 评分 3 分，行培美曲塞单药方案化疗 4 个周期。2016 年 11 月行外周血基因检测，结果显示 *EGFR* 基因 p.745 - 750del 第 19 外显子非移码缺失敏感突变（丰度 64%），T790M 突变（丰度 20%），随后改为奥希替尼继续治疗。2018 年 6 月患者再度出现骨痛加重，再度进行外周血基因检测，结果显示 *EGFR* 基因 p.745 - 750del 第 19 外显子非移码缺失敏感突变（丰度 57.4%），p.T790M 突变（丰度 19.1%），p.C797s 第 20 外显子顺式突变（c.G2390C 丰度 6.8%，c.T2389A 丰度 3.6%）。2018 年 7 月开始口服阿帕替尼，期间出现轻度高血压，无其他不良反应。3 个月后 2018 年 10 月 CT 检查病情稳定（图 5 - 3）。2018 年 1 月患者再次出现前述症状加重，并体重下降 2.5 kg，更换为安罗替尼继续口服至今。

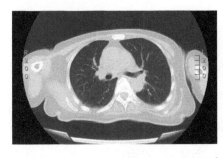
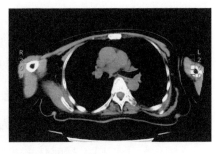

图 5 - 1　2015 年 5 月初始胸部 CT

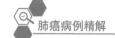
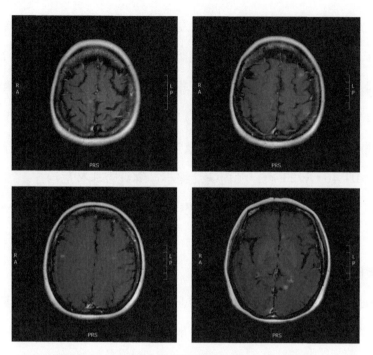

图 5-2　2015 年 11 月复查头 MRI 出现脑转移

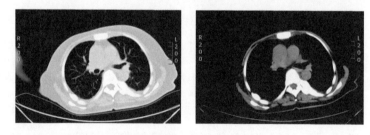

图 5-3　2018 年 10 月 CT

病例分析

　　NSCLC 约占肺癌总体的 80%，是肺癌最常见的病理类型。我国 NSCLC 患者的总体发病率为 39/10 万，男性略高于女性。NSCLC 中位生存时间 22.7 个月，1 年总生存率 71.8%，5 年生存率 15%，约 70% 的 NSCLC 患者确诊时即为晚期。

　　随着分子靶向治疗时代的来临，NSCLC 的治疗领域出现里程碑式的改变。肺癌异质性极强，不同的患者导致疾病进展的驱动基因不同，而且在治疗期间出现新的基因突变，甚至出现其他癌种常见的基因突变。在肺癌领域，已经确认近 10 种驱动基因突变。在中国人群中，*EGFR* 突变率最高，约占 40%。其他少见及罕见突变，包括 *ALK*、*ROS - 1*、*KRAS*、*BRAF*、*HER2*、*RET* 及 *MET* 基因的突变率均小于 10%，甚至小于 5%，另有近 20% 的患者目前尚未发现明确的驱动基因突变。*EGFR* 基因突变常发生在 18～21 外显子上，其中 19 外显子缺失（19del）及 21 外显子 L858R 点突变是最常见的突变类型，占所有 *EGFR* 突变的 85% 以上，这些患者对酪氨酸激酶抑制剂（tyrosine kinase inhibitors，TKI）响应良好。18～21 外显子上还存在其他的突变，主要包括 *18G719X*、*E709X*、*Del18*，19 外显子上的 *Ins19*，20 外显子上的 *Ins20*、*S768I*，21 外显子上的 *L861Q* 及复合突变，对于这些突变类型还需要进一步深入研究。

对于驱动基因阳性的 Ⅳ 期 NSCLC 一线治疗基本策略推荐应用一代 EGFR - TKI 已经毋庸置疑。目前临床应用的 3 种一代 TKI 包括吉非替尼、厄洛替尼和埃克替尼，三者性质相似，埃克替尼的半衰期相对较短，需要每日 3 次口服，其毒副反应相对较低。最新研究表明，一般在临床治疗中，19 外显子突变相比较 21 外显子突变对 TKI 治疗效果好。在一项试验研究中，埃克替尼加量限用，两个外显子的疗效可以持平。既往 10 项多中心大型前瞻性研究证实一代治疗药物可为患者带来约 10 个月的无进展生存时间，且 3 级及以上不良反应显著低于化疗。多项头对头比较研究显示，3 种一代 TKI 的疗效没有统计学差异。安全性方面，吉非替尼对比厄洛替尼毒性没有统计学差异，但厄洛替尼皮疹的发生率和严重程度较吉非替尼高。二代 TKI 包括阿法替尼和达克替尼。在 LUX - Lung 3 和 LUX - Lung 6 研究中，二代 TKI 阿法替尼相对化疗显著提高了患者的 PFS。LUX - Lung 7 研究头对头比较了阿法替尼和吉非替尼的疗

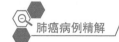

效。然而 3 个主要终点中虽然 OS 为阴性结果，但 PFS 和 TTF 为阳性结果。因此，阿法替尼略优于吉非替尼，其在抑制及治疗脑转移方面有明显优势。但毒性方面，阿法替尼的三级及以上不良反应显著高于吉非替尼（31.3% *vs.* 19.5%），41.9% 的患者需减量，而吉非替尼组仅 1.9% 的患者需减量。一代 TKI 耐药后根据疾病进展情况区别对待。局部进展（如脑转移）推荐继续应用 TKI 联合局部治疗，缓慢进展推荐继续应用 TKI 并密切观察，快速进展推荐含铂两药方案化疗。同时任何疾病进展的患者均建议重新进行基因检测，一代 TKI 耐药的主要机制包括：①产生继发突变，*T790M* 突变，约占 60%；②旁路信号传导激活，*HER2* 扩增、*FGFR*（1，2，3）突变、*PIK3CA* 突变、*BRAF V600E* 突变；③基因扩增，*c－Met* 扩增；④病理类型的转化及上皮－间质转化（epithelial mesenchymal transition，EMT）：病理类型的转化主要表现为 SCLC 转化。EMT 可能与酪氨酸激酶受体 AXL 激活、NOTCH－1 过表达或 TGF－β 过表达等相关；⑤其他机制：其他信号通路，如 IGFR、NF－κB 信号通路激活、药物动力学因素包括影响药物吸收、药物代谢的环境变化等。

三代 EGFR－TKI 包括 CO－1686、奥希替尼及 ASP8273 等，特异性针对包括 *T790M* 在内的激活突变。AURA3 研究对比了一代 TKI 治疗后进展并存在 *T790M* 突变的患者接受奥希替尼或培美曲塞联合铂类方案治疗。结果显示，奥希替尼可显著延长 PFS（10.1 个月 *vs.* 4.4 个月，*HR* = 0.30，*P* < 0.001），ORR 分别为 71% 和 31%，存在中枢神经系统转移的患者应用奥希替尼组 PFS 达到 8.5 个月，3 级以上不良反应显著少于化疗组（23% *vs.* 47%）。

近年来少见突变也得到了越来越多的关注，如 *ROS－1*、*BRAF*、*NTKK* 等。*ROS－1* 易位或重排在 NSCLC 患者的发生率为 1%～2%，且通常仅在具有非鳞且从不吸烟的年轻患者中发生。目前仅克唑替尼被 FDA 批准用于治疗 ROS－1 阳性 NSCLC 患者，但最终 50%～60% 会产生耐药性并出现进展，常见中枢神经系统转移。色瑞替尼已被批准用于治疗 ALK 突变的患者，研究发现色瑞替尼还显示出抗 ROS－1 活性。在韩国进行的 32 例 ROS－1 重排患者的 Ⅱ 期研究中，色瑞替尼在未接受克唑替尼治疗的患者中达到了 67% 的客观缓解率，中位 PFS 为 19.3 个月。恩曲替尼（RXDX－101）是一种针对 ALK、ROS－1 和 NTRK 的广谱抗癌药。在 ROS－1 阳性 NSCLC 患者队列中，恩曲替尼显示中位 PFS 为 19.0 个月。基线时伴脑转移的患者中位 PFS 为 13.6 个月，无脑转移的患者中位 PFS 为 26.3 个月，无脑转移组 ORR 为 77%，脑转移组为 55%。劳拉替尼是第三代 ALK/ROS－1 抑制剂，已获得 FDA 批准用于治疗先前接受过第二代 ALK－TKI 治疗的 ALK 阳性 NSCLC。研究显示，在 ROS－1 重排的 NSCLC 中，劳拉替尼不仅可以对抗耐药性突变，还可高效对抗脑转移。在 Ⅱ 期临床试验的队列中，劳拉替尼在 34 例克唑替尼预处理患者中治疗的 ORR 为 26.5%，47.1% 的患者病情稳定，中位 PFS 8.5 个月（95% *CI* 4.4～18.0），尚未达到中位反应持续时间。此外，19 例中枢神经系统疾病患者的颅内 ORR 为 52.6%。除此之外，洛普替尼、DS－6051b、布格替尼（布吉他滨）和卡博替尼都显示出治疗 ROS－1 重排患者的临床前活性。*BRAF V600E* 突变的比例总体上仅为 3%～5%，与年龄或吸烟史等临床特征无关，在一项发表在《柳叶刀》的 Ⅱ 期试验中，84 例患者接受达拉非尼单药治疗的 *BRAF V600E* 突变晚期 NSCLC 患者的 ORR 为 33%（95% *CI* 23%～45%），中位 PFS 为 5.5 个月（95% *CI* 3.4～7.3）。证实达拉非尼对存在 *BRAF V600E* 突变的患者具有良好的抗肿瘤活性，可为这部分患者提供新的治疗选择。与大多数其他致癌基因驱动的肺癌不同，*V600E* 需要 BRAF 和 MEK 抑制的组

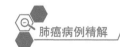

合方法。一项研究中，达拉非尼联合曲美替尼治疗 *BRAF V600E* 突变肺癌患者的 ORR 为 63%，疾病控制率为 88%，中位无进展生存期为 9.7 个月，联合方案单药治疗具有较高的 ORR。该组合于 2017 年 6 月被批准用于治疗 *BRAF V600* 阳性晚期或转移性 NSCLC 患者。但联合用药毒性也更大，53% 的患者出现显著的 1/2 级发热。在 NSCLC 的致癌驱动因素里面，*NTRK* 可谓是"最新的宠儿"。患者可能存在 *NTRK* 改变和 *NTRK* 融合，值得注意的是，融合才是肿瘤学家应该关注的真正重要的致癌改变，而在 NSCLC 中，*NTRK* 融合的频率为 1%～3%。拉罗替尼获批用于治疗患有 *NTRK* 遗传融合但没有已知获得性抗性突变的成人和儿童患者。该批准基于来自 3 个 Ⅰ／Ⅱ 期临床试验的数据，这些试验通过研究者评估共同证明 ORR 达到 80%。4 例接受拉罗替尼治疗的 *NTRK* 基因融合的 NSCLC 患者中 3 例都出现持续反应（从 8.21 个月至 20.27 个月以上）。

存在 *EGFR* 突变的 NSCLC 是一类具有独特临床病理组织学特征的疾病亚型，对于所有针对肿瘤的小分子靶向药物，继发耐药均为不可避免的最终结果。因此，对于 TKI 后继发耐药的患者，鼓励再次行组织活检，研究继发耐药的分子机制，根据病理及分子特征进行针对性治疗。开展新药及新治疗方案的临床试验，应用如循环肿瘤细胞（circulating tumor cell，CTC）监测等无创手段进行检测，均为个体化精准医疗的研究方向。

🏥 病例点评

此病例是比较典型的，并在 NSCLC 中恶性程度比较高的，因为其原发灶并不明显，但已出现广泛的骨转移及脑转移。好在其病理为肺腺癌，具有 EGFR 19 外显子突变适用于 TKI 靶向药物治疗。

实践中，靶向药物也显示出了控制病情发展，延长生存时间的特点。

在 NSCLC 治疗中，靶向治疗给肺癌的治疗带来了崭新的疗效。特别是腺癌中有 19 和 21 外显子突变的患者，适用应用靶向药物治疗，其疗效明显优于化疗。其中一代埃克替尼、吉非替尼、厄洛替尼，二代阿法替尼、达克替尼，在 TKI 一线治疗中均显示出明显的治疗效果，但其各有特点，吉非替尼及厄洛替尼临床使用时间较长，厄洛替尼不良反应大于吉非替尼。相比较埃克替尼由于半衰期较短，不良反应相对较小，但需每日 3 次口服。阿法替尼与克唑替尼虽称为二代药，但仍是 TKI 的一线使用药物，其优势是防止脑转移及治疗均有一定的作用。目前有研究提出，奥希替尼可直接用于一线治疗疗效与顺序治疗疗效相当。另有研究表明，化疗＋TKI 同时应用可大大提高患者的生存期。

参考文献

1. SHI Y, AU J S, THONGPRASERT S, et al. A propective, molecular epidemiology study of EGFR mutations in Asian patients with advanced non – small – cell lung cancer of adenocarcinoma histology（PIONEER）. J Thorac Oncol, 2014, 9（2）: 154 – 162.

2. ESTEBAN E, MAJEM M, MARTINEZ A M, et al. Prevalence of EGFR mutations in newly diagnosed locally advanced or metastatic non – small cell lung cancer Spanish patients and its association with histological subtypes and clinical features: The Spanish REASON study. Cancer Epidemiol, 2015, 39（3）: 291 – 297.

3. SIMASI J, SCHUBERT A, OELKRUG C, et al. Primary and secondary resistance to tyrosine kinase inhibitors in lung cancer. Anticancer Res, 2014, 34（6）: 2841 – 2850.

4. SLAMON D J. Activating mutations in the epidermal growth factor receptor underlying responsiveness of non – small – cell lung cancer to Gefitinib – NEJM. N Engl J Med, 2004, 350（350）: 2129 – 2139.

5. SHARMA S V, BELL D W, SETTLTMAN J, et al. Epidermal factor receptor

mutations in lung cancer. Nat Rev Cancer, 2007, 7（3）: 169 – 181.

6. MOK T S, WU Y L, THONGPRASERT S, et al. Gefitinib or carboplatin – paclitaxel in pulmonary adenocarcinoma. N Engl J Med, 2009, 361（10）: 947 – 957.

7. HAN J Y, PARK K, KIM S W, et al. First – SIGNAL: first – line single – agent iressa versus gemcitabine and cisplatin trial in never – smokers with adenocarcinoma of the lung. J Clin Oncol, 2012, 30（10）: 1122 – 1128.

8. MAEMONDO M, INOUE A, KOBAYASHI K, et al. Gefitinib or chemotherapy for non – small – cell lung cancer with mutated EGFR. N Engl J Med, 2010, 362（25）: 2380 – 2388.

9. MITSUDOMI T, MORITA S, YATABE Y, et al. Gefitinib versus cisplatin plus docetaxel in patients with non – small – cell lung cancer harbouring mutations of the epidermal growth factor receptor（WJTOG3405）: an open label, randomised phase 3 trial. Lancet Oncol, 2010, 11（2）: 121 – 128.

10. ROSELL R, CARCERENY E, GERVAIS R, et al. Erlotinibversus standard chemotherapy as first – line treatment for European patients with advanced EGFR mutation – positive non – small – cell lung cancer（EURTAC）: a multicentre, open – label, randomised phase 3 trial. Lancet Oncol, 2012, 13（3）: 239 – 246.

11. ZHOU C, WU Y L, CHEN G, et al. Erlotinib versus chemotherapy as first – line treatment for patients with advanced EGFR mutation – positive non – small – cell lung cancer（OPTIMAL, CTONG – 0802）: a multicentre, open – label, randomised, phase 3 study. Lancet Oncol, 2011, 12（8）: 735 – 742.

12. WU Y L, ZHOU C, LIAM C K, et al. First – line erlotinib versus gemcitabine/cisplatin in patients with advanced EGFR mutation – positive non – small – cell lung cancer: analyses from the phase Ⅲ, randomized, open – label, ENSURE study. Ann Oncol, 2015, 26（9）: 1883 – 1889.

13. SEQUIST L V, YANG J C H, YAMAMOTO N, et al. Phase Ⅲ study of afatinib or cisplatin plus pemetrexed in patients with metastatic lung adenocarcinoma with EGFR mutation. J Clin Oncol, 2013, 31（27）: 3327 – 3334.

笔记

14. WU Y L, ZHOU C, HU C P, et al. Afatinib versus cisplatin plus gemcitabine for first – line treatment of Asian patients with advanced non – small – cell lung cancer harbouring EGFR mutations (LUX – Lung 6): an open – label, randomised phase 3 trial. Lancet Oncol, 2014, 15 (2): 213 – 222.

15. SHI Y K, WANG L, HAN B H, et al. First – line icotinib versus cisplatin/pemetrexed plus pemetrexed maintenance therapy for patients with advanced EGFR mutation – positive lung adenocarcinoma (CONVINCE): a phase 3, open – label, randomized study. Ann Oncol, 2017, 28 (10): 2443 – 2450.

16. PAZARES L, TAN E H, O'BYMEA K, et al. Afatinib versus gefitinib in patients with EGFR mutation – positive advanced non – small – cell lung cancer: overall survival data from the phase Ⅱb LUX – Lung 7 trial. Ann Oncol, 2017, 28 (2): 270 – 277.

17. WEICKHARDT A J, SCHEIER B, BURKE J M, et al. Local ablative therapy of oligoprogressive disease prolongs disease control by tyrosine kinase inhibitors in oncogene – addicted non – small – cell lung cancer. J Thorac Oncol, 2012, 7 (12): 1807 – 1814.

18. CONFORTI F, CATANIA C, TOFFALORIO F, et al. EGFR tyrosine kinase inhibitors beyond focal progression obtain a prolonged disease control in patients with advanced adenocarcinoma of the lung. Lung Cancer, 2013, 81 (3): 440 – 444.

19. SHUKUYA T, TAKAHASHI T, NAITO T, et al. Continuous EGFR – TKI administration following radiotherapy for non – small cell lung cancer patients with isolated CNS failure. Lung Cancer, 2011, 74 (3): 457 – 461.

20. YU H A, SIMA C S, HUANG J, et al. Local therapy with continued EGFR tyrosine kinase inhibitor therapy as a treatment strategy in EGFR – mutant advanced lung cancers that have developed acquired resistance to EGFR tyrosine kinase inhibitors. J Thorac Oncol, 2013, 8 (3): 346 – 351.

21. HONG S H, JEON E, KIM Y S, et al. Clinical outcomes of continuing EGFR receptor tyrosine kinase inhibitors after recist progression of bone metastasis in EGFR – mutant NSCLC. Lung Cancer, 2013, 80 (1): 35.

22. SEQUIST L V, WALTMAN B A, DIAS – SANTAGATA D, et al. Genotypic and

histological evolution of lung cancers acquiring resistance to EGFR inhibitors. Sci Transl Med, 2011, 3 (75): 75.

23. CORTOT A B, JÄNNE P A. Molecular mechanisms of resistance in epidermal growth factor receptor – mutant lung adenocarcinomas. Eur Respir Rev, 2014, 23 (133): 356 – 366.

24. MATIKAS A, MISTRIOTIS D, GEORGOULIAS V, et al. Current and future approaches in the management of non – small – cell lung cancer patients with resistance to EGFR TKIs. Clin Lung Cancer, 2015, 16 (4): 252 – 261.

25. MOK T S, WU Y L, AHN M J, et al. Osimertinib or platinum – pemetrexed in EGFR T790M – positive lung cancer. N Engl J Med, 2017, 376 (7): 629 – 640.

26. LIM S M, KIM H R, LEE J S, et al. Open – label, multicenter, phase II study of ceritinib in patients with non – small – cell lung cancer harboring ROS – 1 rearrangement. J Clin Oncol, 2017, 35 (23): 2613 – 2618.

27. PLANCHARD D, BESSE B, GROEN H J M, et al. Dabrafenib plus trametinib in patients with previously treated BRAF V600E – mutant metastatic non – small cell lung cancer: an open – label, multicentre phase 2 trial. Lancet Oncol, 2016, 17 (7): 984 – 993.

笔记

006
肺结核合并肺癌手术 +
综合治疗经验分享一例

病历摘要

患者女性，67 岁，入院前 2 个月患者出现左肋弓处疼痛，持续性，伴上腹痛，无恶心、呕吐，无发热，偶有轻咳，无痰，无咯血。

患者无吸烟史，30 年前曾患肺结核，予以抗结核治疗 1 年后好转，停药。

就诊于当地医院行支气管镜检查提示，左下基底段支气管狭窄，刷片检查抗酸杆菌阴性。行胸部 CT 提示（图 6 - 1），左下肺致密斑片影，左侧胸膜下结节影，内有空洞形成，考虑肺结核，故予以 HRE 抗结核治疗。入我院查红细胞沉降率 12 mm/h，降钙素原 0.04 ng/mL，查 tb - spot 阴性，肿瘤标志物阴性，痰抗酸染色阴性，

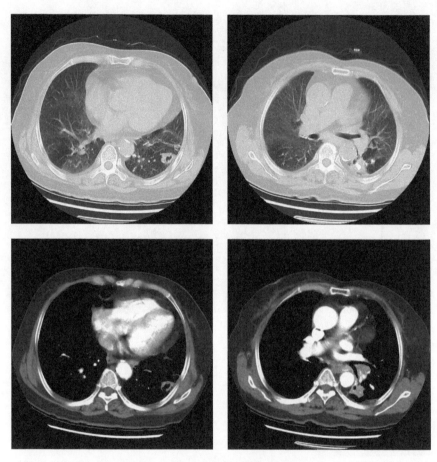

注：左肺下叶中央型肿物，左肺下叶胸膜下肿物伴空洞形成，肺门淋巴结肿大

图 6-1　胸部 CT

痰 PCR 及痰 Xpert 阴性，痰中查到腺癌细胞。B 超示右肾囊肿，脂肪肝（轻度），左侧锁骨上淋巴结肿大，心包未见明显积液，双侧胸腔未见明显积液。心电图示窦性心律，轻度 ST 压低，T 波异常。ECT 示左下叶背段感染病灶，目前有活动，左下叶基底段结节伴空洞，考虑炎性结节治疗后改变，右肺小结节，考虑陈旧性病灶。气管镜下结果：左下基底 10 支亚段支气管黏膜轻度充血水肿，可见新生物，此管腔狭窄，镜深不能通过。2 次支气管镜刷片抗酸染色阴性，支气管肺泡灌洗液抗酸染色阴性。气管镜活检：腺癌。支气管肺泡灌洗液查到异型性细胞。支气管肺泡灌洗液 Xpert 及 PCR 阴

性。骨扫描示左侧膝关节良性病变，免疫组化：（左下后基底段支气管活检）腺癌。脑核磁未见异常。2018 年 11 月 21 日于全麻下行电视辅助胸腔镜手术（video - assisted thoracic surgery，VATS）左肺下叶切除＋淋巴结清扫术＋粘连松解术。术后病理提示浸润性肺腺癌伴黏液分泌，可见脉管内癌栓。左肺下叶肉芽肿样病变伴坏死，考虑结核。术后予以培美曲塞＋铂类化疗，化疗过程平稳。

病例分析

我国是结核病高发国家之一，在全球排第二位。在甲类、乙类传染病报告人数中，结核病患病人数名列前茅。而目前肺癌是我国发病率及致死率排名前列的恶性肿瘤，二者发病率高，临床特征均有相似的咳嗽、咳痰、发热、咯血等临床症状、体征，都可伴有乏力、消瘦等。肺结核治疗疗程较长，如治疗过程中出现咳嗽、咯血症状加重，或严重的声音嘶哑等，需考虑疾病是否发展合并肺癌病变可能。

肺结核合并肺癌的发病机制目前尚不明确，主要有以下几种观点。

1. 肺结核病引发的肺组织炎症，影响淋巴引流和血液流通，从而产生大量致癌物质，诱发癌症。

2. 结核病灶炎症增生，可能使支气管近端狭窄、远端扩张增粗，形成盲端，排痰不畅，导致大量致癌物质存留，致使支气管黏膜变性而癌变。

3. 肺癌及肺结核均可使患者免疫功能下降，因此两种疾病并存的可能性变大。

4. 两者无关。一方面，随着目前抗结核药物疗效越来越好，

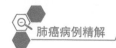
人们的卫生条件改善，结核患者存活时间明显延长；另一方面，肺癌发病率越来越高，二者同时发生符合规律。

病例点评

肺癌及肺结核患者在临床症状、胸部 X 线及生化检查方面均无显著的特异性，要想获得较好的疗效，最根本的办法是尽早发现、尽早治疗。我们在临床工作中应提高思想意识，结核病史是非常重要的诊断线索，还需警惕这两种疾病同时存在的可能性。鉴别诊断十分重要，PET/CT 是目前临床最有效的方法之一。肺结核、肺癌并存时，在治疗肺癌的同时需给予抗结核治疗。能够行手术切除者应尽可能争取手术治疗。外科治疗原则为既要最大限度切除病变组织，又要最大限度保留肺功能。手术操作中，要十分小心淋巴结的解剖，结核性淋巴结往往质硬、粘连紧密，术中要十分小心。

参考文献

1. 王超，蔡振颖，朱亮，等. 肺结核合并肺癌的 CT 表现与鉴别诊断. 河北医药，2018，40（17）：2581－2585.

2. 熊婧彤，吴昊，沈晶，等. 肺结核空洞与周围型肺癌伴囊腔形成的 CT 表现对照研究. 结核病与肺部健康杂志，2015，4（3）：157－161.

3. 胡波，凌宝存，李辉，等. 老年肺结核并肺癌患者 27 例临床分析. 临床合理用药，2018，11（4）：138－140.

笔记

007
晚期肺鳞癌病例治疗
经验分享一例

病历摘要

患者男性，53岁，主因"腰痛不适，行腰椎 MRI 检查发现腰椎骨质破坏，疑似骨转移"入院。

于 2018 年 2 月 27 日在当地医院行 PET/CT 检查发现：左肺上叶尖后段占位及左肺上叶舌段占位、纵隔及左肺门淋巴结增大，同时伴代谢增高，考虑恶性，L1 椎体骨质破坏，伴代谢增高，考虑恶性左侧髂骨局灶性代谢增高，未见明显骨质破坏，转移可能性大。于 2018 年 3 月到我院就诊，复查胸部增强 CT（图 7-1）示，左肺上叶尖后段见不规则形软组织密度肿块，边界尚清，径线约 4.2 cm×3.5 cm，增强后不均匀强化，边缘毛糙见分叶及细短长毛刺，与邻近叶间胸膜粘连，左肺上叶尖后段支气管闭塞，病灶包绕

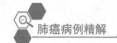
邻近左上肺动静脉；左肺上叶舌段亦见不规则形软组织密度块影，边界不清，增强后不均匀强化，边缘见分叶，与邻近叶间胸膜粘连，左肺上叶舌段支气管闭塞；左肺上叶舌段见片状致密影及淡片影，病灶包绕左下肺静脉。主肺动脉窗及左肺门见增大淋巴结。行 CT 引导下左肺肿物穿刺活检，病理确诊为鳞癌。肿瘤组织基因检测结果 *AKT1 p. E17k* 突变（丰度 10.6%），其余肺癌相关基因均未见突变。行 GP 方案（吉西他滨 1800 mg，d1，d8；顺铂 40 mg，d1 ~ d3，q21d）化疗 4 个周期，并应用双磷酸盐类骨修复治疗，患者耐受良好，骨痛减轻，但肿瘤标志物增高，2018 年 5 月 31 日复查胸部 CT（图 7 - 2）示，左肺上叶尖后段见不规则形软组织密度肿块，边界尚清，径线约 3.4 cm × 2.3 cm，边缘毛糙见分叶及细短长毛刺，与邻近叶间胸膜粘连，左肺上叶尖后段支气管闭塞；左肺上叶舌段亦见不规则形软组织密度块影，边界不清，边缘见分叶，与邻近叶间胸膜粘连，左肺上叶舌段支气管闭塞。主肺动脉窗及左肺门见轻度增大淋巴结。病灶稳定，但肿瘤标志物有所增高。遂更换 DP 方案（多西他赛 120 mg，d1；奈达铂 70 mg，d1，q21d）化疗 2 个周期。6 个周期化疗结束后复查胸部 CT（图 7 - 3）仍有残余病灶，遂 2018 年 7 月行放疗（DT5400 cGy/27 F），放疗期间因放射性肺炎导致疗程中止，剂量不足。放疗后胸部 CT（图 7 - 4）示左肺上叶尖后段病灶，径线约 1.2 cm × 1.9 cm，与邻近叶间胸膜粘连，左肺上叶尖后段支气管闭塞；左肺上叶舌段亦见不规则形软组织密度块影，边界不清，边缘见分叶，与邻近叶间胸膜粘连，左肺上叶舌段支气管闭塞。气管前腔静脉后见轻度增大淋巴结。2019 年 2 月发现右锁骨上窝淋巴结增大，再次复查胸部 CT（图 7 - 5）发现原有病灶增大。彩超示右锁骨上窝淋巴结转移。头部 MRI、全腹 CT 检查未见明显异常。预期行白蛋白紫杉醇＋卡铂方案化疗。

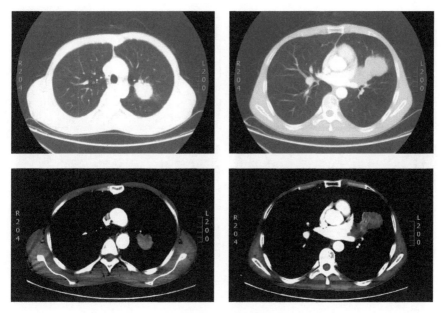

图 7 - 1　2018 年 3 月初始胸部增强 CT

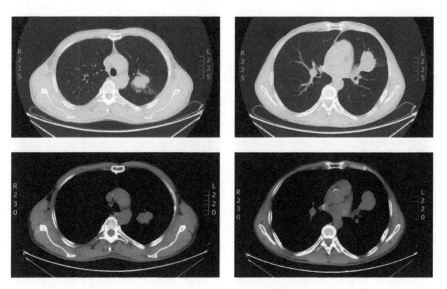

图 7 - 2　2018 年 5 月化疗 4 个周期后胸部 CT

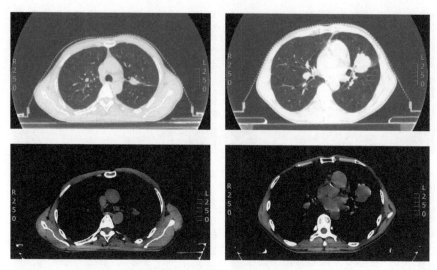

图 7-3　2018 年 7 月化疗 6 个周期后胸部 CT

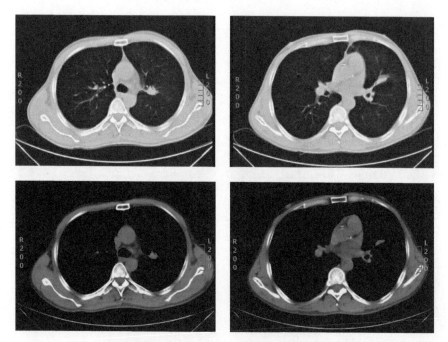

图 7-4　2018 年 9 月放疗后胸部 CT

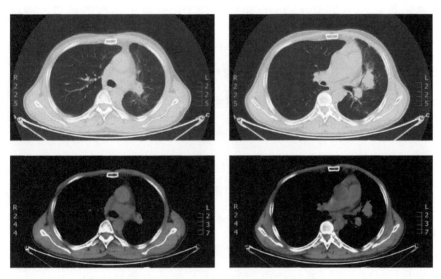

图 7 - 5   2019 年 2 月复发胸部 CT

病例分析

肺鳞癌占整个肺癌组织类型的 20% 左右，鳞癌的特点主要以中央型为主，常见咯血、憋气等症状。与腺癌相比，鳞癌局部复发率较高，且治疗的选择有限。

对于 PS 评分 0 ~ 1 分无驱动基因的Ⅳ期肺鳞癌一线治疗推荐含铂两药化疗。ECOG 1594 研究表明 GP 方案在 PFS（9.4 个月）及 OS（14.4 个月）上优于其他方案。JMDB 研究提示，在鳞癌患者中 GP 方案的 PFS 及 OS 较培美曲塞 + 顺铂显著延长。一项白蛋白结合型紫杉醇联合卡铂对比紫杉醇联合卡铂一线治疗晚期非小细胞肺癌的Ⅲ期随机对照临床研究显示，白蛋白紫杉醇组有效率明显高于对照组 [41% $vs.$ 24%，$OR = 1.680$（95% CI 1.271 ~ 2.221），$P < 0.001$]。目前 FDA 已将白蛋白紫杉醇批准用于晚期鳞癌的一线治疗。一线治疗后是观察等待直到疾病进展再进行二线治疗，还是维

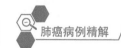
持治疗？2006 年的 CECOG 研究一线 GP 方案 4 个周期后，吉西他滨维持治疗，结果显示 PFS 有显著的延长。在另一项吉西他滨联合顺铂诱导化疗后吉西他滨维持治疗对比最佳支持治疗的研究中，吉西他滨维持治疗的 TTP 较对照组显著延长（3.6 个月 vs. 2 个月，$P < 0.001$），在 KPS > 80 分的患者中，吉西他滨维持治疗组有显著的总生存获益 [25.3 个月 vs. 12.2 个月，$HR = 2.1$（95% CI 1.2 ~ 3.8）]，而在 KPS ≤ 80 分的患者中，吉西他滨维持化疗组未显示总生存优势。因此，对于诱导化疗 4 个周期缓解或稳定且体力状态评分好、化疗耐受性好的患者，吉西他滨维持治疗是可选策略之一。另外，一项一线 GP 化疗后立即给予多西他赛维持治疗对比进展后再行多西他赛化疗的Ⅲ期临床研究显示，立即给予多西他赛化疗组有 3 个月的 PFS 获益（5.7 个月 vs. 2.7 个月，$P = 0.0001$）和 2.6 个月的 OS 获益（12.3 个月 vs. 9.7 个月，$P = 0.0853$），因此吉西他滨联合顺铂诱导化疗后的维持治疗多西他赛也是可选方案。一线治疗进展的患者，后线除更换方案化疗之外，还可选择抗肿瘤血管生成治疗及免疫治疗。近年来，免疫治疗在鳞癌中也取得了突破性进展。在 CheckMate 017 研究中，纳武单抗二线治疗晚期肺鳞癌，比传统二线多西他赛化疗 OS 延长了 3.2 个月 [9.2 个月 vs. 6.0 个月，$HR = 0.59$（95% CI 0.44 ~ 0.79），$P < 0.001$）]，有效率显著提高（20% vs. 9%，$P = 0.008$）。另外 KEYNOTE – 010 研究中帕博利珠单抗也取得较好结果，帕博利珠单抗 10 mg/kg 组和 2 mg/kg 组对比多西他赛分别取得了 4 个月 [12.7 个月 vs. 8.5 个月，$HR = 0.61$（95% CI 0.49 ~ 0.75），$P < 0.0001$] 和 2 个月 [10.4 个月 vs. 8.5 个月，$HR = 0.71$（95% CI 0.58 ~ 0.88），$P = 0.0008$] 的生存获益，且不良反应发生率显著下降。基于上述结果，FDA 批准了纳武单抗和帕博利珠单抗用于鳞癌二线治疗。POPLAR 研究鳞癌亚

组结果显示，阿特珠单抗单药与多西他赛相比可以延长生存期，中位生存期分别为 10.1 个月和 8.6 个月。Ⅲ期 OAK 研究亚组分析显示，与多西他赛相比阿特珠单抗二线可显著延长生存期。基于 POPLAR 研究和 OAK 研究，FDA 批准了阿特珠单抗用于转移性 NSCLC 含铂方案化疗后/敏感突变患者 EGFR/ALK – TKI 治疗后的二线治疗。

病例点评

肺鳞癌治疗的进展缓慢，在引入免疫治疗之前，Ⅳ期肺鳞癌的 1 年生存率不到 15%，而 5 年生存率更是低于 2%。该患者为晚期无驱动基因的肺鳞癌，一线治疗 4 个周期，病期稳定，但肿瘤标志物逐渐增高，更换二线方案序贯姑息性放疗，病期部分缓解。由于鳞癌自身容易局部复发的特性，患者不足 6 个月出现局部复发并锁骨上淋巴结转移，也可试用白蛋白紫杉醇方案化疗或免疫治疗。近年临床对于晚期肺磷癌也有使用阿法替尼作为二线治疗收到一定的效果。

参考文献

1. FISHER M D, D'ORAZIO A. Phase Ⅱ and Ⅲ trials：comparison of four chemotherapy regimens in advanced non small – cell lung cancer（ECOG 1594）. Clin Lung Cancer, 2000, 2（1）：21 – 22.

2. MEKHAIL T, SOMBECK M, SOLLACCIO R. Adjuvant whole – brain radiotherapy versus observation after radiosurgery or surgical resection of one to three cerebral metastases：results of the EORTC 22952 – 26001 study. Curr Oncol Rep, 2011, 13（4）：255 – 258.

3. ZIELINSKI C C, BEINERT T, CRAWFORD J, et al. Consensus on medical

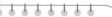 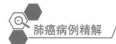
treatment of non – small – cell lung cancer—update 2004. Lung Cancer, 2005, 50 (1):
129 – 137.

4. BRODOWICZ T, KRZAKOWSKI M, ZWITTER M, et al. Cisplatin and gemcitabine
first – line chemotherapy followed by maintenance gemcitabine or best supportive care in
advanced non – small cell lung cancer: a phase Ⅲ trial. Lung Cancer, 2006, 52 (2):
155 – 163.

5. FIDIAS P M, DAKHIL S R, LYSS A P, et al. Phase Ⅲ study of immediate compared
with delayed docetaxel after front – line therapy with gemcitabine plus carboplatin in
advanced non – small – cell lung cancer. J Clin Oncol, 2009, 27 (4): 591 – 598.

6. HERBST R S, BAAS P, KIM D W, et al. Pembrolizumab versus docetaxel for
previously treated, PD – L1 – positive, advanced non – small – cell lung cancer
(KEYNOTE – 010): a randomised controlled trial. Lancet (London, England), 2016,
387 (10027): 1540 – 1550.

7. RITTMEYER A, BARLESI F, WATERKAMP D, et al. Atezolizumab versus
docetaxel in patients with previously treated non – small – cell lung cancer (OAK): a
phase 3, open – label, multicentrerandomised controlled trial. Lancet, 2017, 389
(10077): 1837 – 1846.

008
肺母细胞瘤手术治疗经验分享一例

病历摘要

患者男性，55 岁，3 周前无明显诱因出现胸痛不适，间断咳痰，痰中偶带血丝，无胸闷、发热。就诊于当地医院行胸部 CT 提示右肺上叶团块状阴影，考虑恶性病变可能。

既往吸烟 40 余年，平均每日 10 支。

入院后予以完善各项辅助检查。行胸部 CT（图 8-1）提示右肺上叶软组织密度影，大小约 4.0 cm×3.6 cm，边缘见浅分叶，增强后不均匀强化，恶性病变可能性大。邻近肺叶小叶间隔增厚，癌性淋巴结炎不除外。右肺门淋巴结肿大。查肿瘤标志物：CEA 2.60 ng/mL，NSE 4.39 ng/mL，pro-GRP 51.65 pg/mL，SCC 0.88 ng/mL，CYFRA$_{21-1}$ 1.13 ng/mL。电子支气管镜检查提示右肺上叶前支出血、黏膜充血水肿。管腔通畅无狭窄，未见新生物。全身骨扫描未见明显异常。予以右肺上叶病变穿刺活检术，明确病理为肿瘤组织，肺母细胞瘤可能。复查胸部 CT 病变增大，故于 2016 年 5 月 5 日于全麻下行 VATS 右肺上叶切除术 + 淋巴结清扫术。病理结果提示恶性肿瘤组织，肿瘤组织呈双向分化，大部分区域为腺癌样，少部分区域为肉瘤样，呈类圆形、短梭形，局灶可见两种成分移行，考虑为肺母细胞瘤。第 2、第 3、第 4、第 7、第 8、第 9、第 10 组淋巴结均未发现转移。

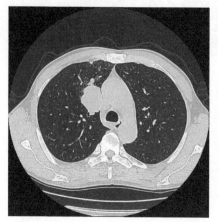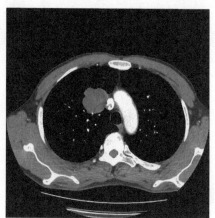

图 8 - 1　胸部 CT

病例分析

　　肺母细胞瘤是罕见的原发性肺部恶性肿瘤，其发生率仅为所有原发性恶性肺部肿瘤的 0.25% ~ 0.50%。肺母细胞瘤由未成熟的间质和上皮组成，其形态与肺的胚胎结构相似。Barnett 和 Barnard 在 1945 年的一份报告中首先提到了肺母细胞瘤。Barnard 后来更详细地描述了这个肿瘤，并因为它的显微结构与胚胎肺相似，而将其命名为肺胚胎瘤。1961 年 Spencer 报告了 3 例病例，并首次使用术语

笔记

"肺母细胞瘤"，认为该肿瘤与肾母细胞瘤相似。1988 年 Manival 等报道了一种纯间充质肿瘤，特征是胚胎间质没有肿瘤上皮，这种肿瘤被称为胸膜肺母细胞瘤。胸膜肺母细胞瘤仅发生于儿童，不仅发生于肺部，也发生于纵隔和胸膜。

据一项近期发表的文献报道，肺母细胞瘤患者的平均年龄为35岁，40 岁左右高发，没有性别差异。其中，肺母细胞瘤的发病机制与吸烟有关，与支气管肺癌的发病机制相似。

肺母细胞瘤通常是无症状患者胸部 X 线片上的偶然发现，症状多为非特异性的。在一项对 83 例肺母细胞瘤患者的回顾研究中，其症状包括发热（17%）、呼吸困难（16%）、咳嗽（13%）、咯血（13%）或胸痛（13%）。据报道，婴儿和80 岁以上的成人均可患肺母细胞瘤，40 ~ 60 岁的成人发病率最高。肿瘤大小在 1.5 ~ 26.0 cm，小于 5 cm 的肿瘤预示着更好的预后。

影像学上，胸部 X 线片发现肺母细胞瘤多为一个孤立的实质性肿块。Koss 等回顾了 49 例肺母细胞瘤患者的影像学表现，其中单侧肺肿物 48 例（98%），双肺多发结节 1 例（2%）。在单侧肺肿物患者中，19 个病例为孤立性肿块，在外周肺中，8 个病例为单发肿块，8 个病例表现为大肿块，累及肺门和外周肺。本病例也符合这一点。肺母细胞瘤最常见的表现是胸部 X 线片上周围肺的孤立性肿块。

肺母细胞瘤的最佳治疗方法是手术切除。平均生存期可由无治疗的 2 个月增加到手术切除的 33 个月。不过很少有患者在切除术后存活 20 年以上。2/3 的患者在切除后复发，一半是局部复发，一半是远处转移。肺母细胞瘤的局部复发往往比原发肿瘤分化程度低，但可进一步切除。像其他类型的支气管肺癌一样，转移最常见的部位是肝脏、大脑和骨骼，局部复发或转移性疾病通常出现在切除后的第一年，对化疗和放疗的反应都很差。尽管肺母细胞瘤不活跃，对远处转移的倾向较低，但总体 5 年生存率为 16% ，与其他肺癌相似。

病例点评

肺母细胞瘤是一种罕见的肺部恶性肿瘤，没有明显的遗传倾向。一方面，一旦确诊，手术切除是治疗的最佳选择。肺母细胞瘤的预后一般较差，Ⅰ期肺母细胞瘤的 5 年生存率约为 25% 。肺母细胞瘤体积较大者和伴随胸腺病变是预后不良的重要指标。另一方面，肿瘤生长缓慢和分化良好表明其临床进程缓慢，预后良好。

参考文献

1. DAS M, MAITY CHAUDHURI P, BANDYOPADHYAY A, et al. Pulmonary blastoma in a child: report of a case with cytological findings. Diagn Cytopathol, 2018, 46 (2): 175 – 178.

2. LIU Y, LUO D, DU T, et al. Clinical and pathology analysis of 1 case of adult pleural pulmonary blastoma: a case report. Medicine (Baltimore), 2017, 96 (50): 8918.

3. SMYTH R J, FABRE A, DODD J D, et al. Pulmonary blastoma: a case report and review of the literature. BMC Res Notes, 2014, 7: 294.

4. VAN LOO S, BOEYKENS E, STAPPAERTS I, et al. Classic biphasic pulmonary blastoma: a case report and review of the literature. Lung Cancer, 2011, 73 (2): 127 – 132.

5. ZAGAR T M, BLACKWELL S, CRAWFORD J, et al. Preoperative radiation therapy and chemotherapy for pulmonary blastoma: a case report. J Thorac Oncol, 2010, 5 (2): 282 – 283.

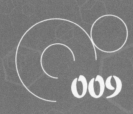

009

局部晚期的肺腺鳞癌手术经验分享一例

病历摘要

患者男性，58 岁，2015 年 5 月因咳嗽伴胸闷不适，在门诊行胸部 CT 检查（图 9 - 1），发现右肺上叶肿物，考虑恶性。

于 2015 年 5 月 7 日在我院胸外科行右肺上叶切除术。术后病理：右肺上叶混合性癌伴坏死（中分化鳞癌约 50%，浸润性腺癌约 50%）。气管切缘（-），淋巴结见癌转移 7/34（第 3 组 2/2，第 4 组 2/12，第 7 组 0/6，第 10 组 2/7，第 11 组 1/2，第 12 组 0/4，肺门淋巴结 0/1），第 11 组淋巴结见癌结节 1 枚。免疫组化：CK5/6（部分 +），P63（部分 +），TTF - 1（灶 +），NAPSIN - A（部分 +），CgA（-），CK7（部分 +），CK20（-），Villin（-）。分期 pT3N1M0，

ⅢA 期。肿瘤组织基因检测示 *EGFR* p. 745 – 750del 第 19 外显子非移码缺失敏感突变。术后行多西他赛 + 顺铂方案化疗 6 个周期。2015 年 12 月因吞咽困难入院行头增强 MRI 检查（图 9 – 2），发现脑干（脑桥近延髓）转移，行放疗（DT4000 cGy/22 F），联合吉非替尼口服，吞咽困难症状缓解。2016 年 12 月患者 CA – 199 > 1000 U/mL。全血基因检测示 *EGFR* p. 745 – 750del 第 19 外显子非移码缺失敏感突变（丰度 4.7%），p. T790M 突变（丰度 3%）。更换奥希替尼继续治疗，CA – 199 下降至正常水平。2018 年 6 月再次出现头晕并言语不清、行走不稳、吞咽困难，复查头部 MRI（图 9 – 3）发现脑干转移病灶增大，PS 评分 3 分。再次行外周血基因检测，未发现 *C797s* 突变，遂行培美曲塞单药方案化疗 2 个周期，症状无明显缓解，2019 年 2 月临床死亡。

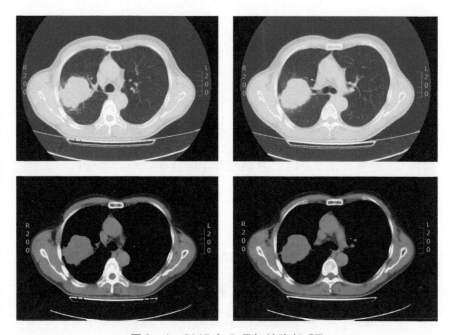

图 9 – 1　2015 年 5 月初始胸部 CT

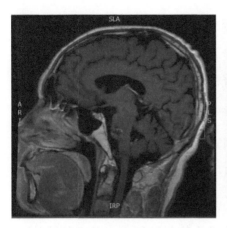
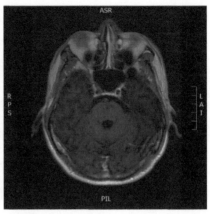

图 9 - 2   2015 年 12 月头部增强 MRI

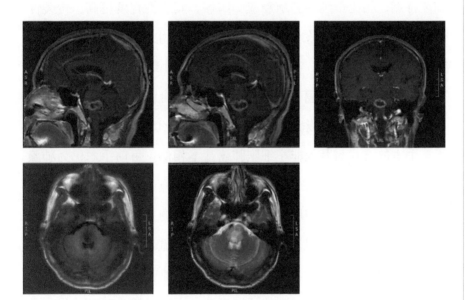

图 9 - 3   2018 年 6 月头部 MRI

病例分析

　　肺腺鳞癌在肺癌中较少见，是非小细胞肺癌中的一种特殊类型，肺腺鳞癌占肺癌的 0.4%～4.0%。1999 年 WHO（第 3 版）肺和胸膜肿瘤的组织学分类中首次统一了肺腺鳞癌的诊断标准：肺腺

笔记

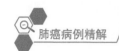
鳞癌中鳞癌和腺癌任何一种成分至少占全部肿瘤的 10%，并在以后一直沿用此标准。根据两种成分含量不同，分为腺癌为主型、鳞癌为主型和腺鳞比例相当型 3 类，其中腺癌或鳞癌为主是指某一成分占全部肿瘤组织的 60% 以上，腺鳞比例相当为腺癌和鳞癌成分比例接近，均为 40%~60%。在不同国家的研究中，肺腺鳞癌的构成比与 WHO 报道的差异不大，提示不论国家和地区，肺腺鳞癌是肺癌中较少见的类型。由于肺腺鳞癌不是简单的腺癌与鳞癌两种成分的组合，既具有肺腺癌与肺鳞癌的恶性生物学特征，也具有其特殊的临床特点，相比单纯的肺腺癌或肺鳞癌，其恶性程度更高，侵袭性也更强，并且较早地发生淋巴和血行转移，生存率低，预后较差，放疗和化疗效果较差，在治疗上也与其他非小细胞肺癌有差别。

Ⅰ~Ⅲ期肺腺鳞癌首选以手术为主的综合治疗。手术方式大致有下列几类：肺叶切除术、支气管袖式肺叶切除术、全肺切除术等。手术的方式与其他非小细胞肺癌基本相似。目前手术仍为肺腺鳞癌的首选及主要治疗方法，也是唯一能治愈患者的方法。早期发现、早期手术是延长肺腺鳞癌患者生存时间的关键。一些临床研究提示，辅助化疗能够显著延长Ⅲ期肺腺鳞癌患者术后的生存时间，并至少行 4 个化疗周期，辅助化疗方案与其他非小细胞肺癌的化疗方案相似。对于可切除的肺腺鳞癌患者，术后以铂为基础的化疗可以提高患者的生存情况，减少远处转移的风险。各种原因未能行根治切除术的患者，术后建议行放疗。

⊞ 病例点评

本例为可完全性手术切除（R0 切除）的ⅢA 期腺鳞癌患者，治疗策略与腺癌相似。推荐首先进行手术切除，术后辅助含铂双药方案化疗；术后进行了较为全面的综合治疗。由于腺鳞癌肿瘤生物学行为导致预后差，较早发生血行转移，且患者转移部位出现在脑干，因此没有能够获得长期生存，从初步治疗到死亡共维持了3年9个月。

参考文献

1. RAO N. Adenosquamous carcinoma. Semin Diagn Pathol, 2014, 31 (4): 271 – 277.

2. SHIMOJI M, NAKAJIMA T, YAMATANI C, et al. A clinicopathological and immunohistological re – evaluation of adenosquamous carcinoma of the lung. Pathol Int, 2011, 61 (12): 717 – 722.

3. SHUNDO Y, TAKAHASHI T, ITAYA T, et al. Clinical study of forty – two patients who underwent resection for pulmonary adenosquamous carcinoma. Kyobu Geka, 2011, 64 (10): 871 – 876.

4. NAKAGAWA K, YASUMITU T, FUKUHARA K, et al. Poor prognosis after lung resection for patients with adenosquamous carcinoma of the lung. Ann Thorac Surg, 2003, 75 (6): 1740 – 1744.

5. MAEDA H, MATSUMURA A, KAWABATA T, et al. Adenosquamous carcinoma of the lung: surgical results as compared with squamous cell and adenocarcinoma cases. Eur J Cardiothorac Surg, 2012, 41 (2): 357 – 361.

6. MORDANT P, GRAND B, CAZES A, et al. Adenosquamous carcinoma of the lung: surgical management, pathologic characteristics, and prognostic implications. Ann Thorac Surg, 2013, 95 (4): 1189 – 1195.

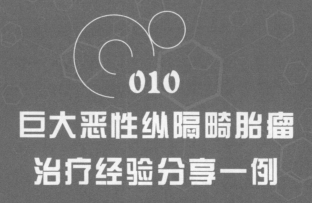

010
巨大恶性纵隔畸胎瘤
治疗经验分享一例

病历摘要

患者男性，31岁，入院2个月前无明显诱因出现咳嗽，伴胸闷憋气，平躺后明显，自行口服感冒药后症状无好转。

1个月前于青海省某医院就诊，查胸部CT（图10-1）示前上纵隔占位病变，考虑胸腺瘤并心包侵袭可能性大；左肺上叶受压迫并阻塞性炎症；少量胸腔积液，行穿刺病理报"梭性细胞肿瘤，无法确定来源"，气管镜示左主支气管外压性狭窄，门诊于2018年11月12日以"前上纵隔肿物"收住。入院后完善相关检查，行胸部CT检查示，前上纵隔巨大团块并发血管穿行，与主动脉关系密切，肺动脉主干、左肺动脉主干及左肺静脉明显受压狭窄。

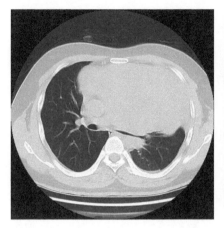
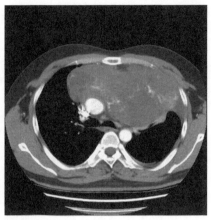

图 10 - 1　胸部 CT

于 2018 年 11 月 21 日行纵隔肿物穿刺术，梭形细胞肿瘤样组织，未见明确细胞异型性及坏死，考虑良性，结合免疫组化结果，倾向孤立性纤维性肿瘤。免疫组化结果：CKpan（＋），Vimentin（＋），CD99（＋），CD34（血管＋），Bcl - 2（-/-），S - 100（-），NF（-），SMA（＋），Ki-67 约 5%。病理科会诊结果：为血管瘤或孤立性纤维瘤可能性大，胸腺瘤、畸胎瘤可能性小。穿刺的组织中未见恶性成分。放射科会诊：影像学检查结果显示胸腺瘤、淋巴瘤可能性小，为畸胎瘤等生殖来源肿瘤可能性也小，为血管瘤或孤立性纤维瘤可能性大。多学科会诊建议手术治疗，但患者肿瘤巨大，手术风险极高。

患者于 2018 年 12 月 12 日全麻下行"纵隔肿物切除，心包部分切除术"，术后病理回报：未成熟性囊性畸胎瘤，可见坏死、出血，部分细胞生长活跃，不除外有复发可能，建议随诊。病理切片于外院会诊，明确病理结果相同，后续给予化疗。

🔬 病例分析

Cesar 在 1997 年提出生殖细胞类肿瘤分类法，得到广泛认可。

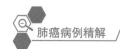
Cesar分类法将纵隔生殖细胞肿瘤分为三大类：（1）畸胎瘤。①成熟畸胎瘤（组织分化好且成熟）；②非成熟畸胎瘤（含非成熟间叶组织或上皮）。（2）含恶性成分的畸胎瘤。Ⅰ型：含有其他生殖细胞肿瘤（如内胚窦瘤等）；Ⅱ型：含有非生殖细胞上皮成分（鳞癌、腺癌等）；Ⅲ型：含有恶性间叶成分；Ⅳ型：上述各种成分混合。（3）非畸胎瘤性肿瘤。

畸胎类肿瘤在纵隔肿瘤中发病率较高，国外的数据一般占第二位，仅次于神经源性肿瘤，而国内多数报道畸胎瘤居首位。畸胎类肿瘤多见于30岁以下的青壮年，女性多见，绝大多数位于前纵隔。在纵隔生殖细胞肿瘤中，畸胎瘤在成人中占60%，在儿童中占70%。病理学上纵隔内畸胎类肿瘤可分为良性和恶性两类。良性畸胎瘤占畸胎瘤的一半以上，成人多见，主要由成熟的上皮细胞、内皮细胞和间皮细胞组成，但亦可见有分化不成熟或分化不良的组织。恶性畸胎瘤可分为癌和肉瘤，儿童多见。

临床可无任何症状，常见症状为胸闷、咳嗽等，多由于肿瘤压迫、阻塞邻近器官或肿瘤刺激胸膜所致。典型症状为咳出毛发和皮脂样物质，提示畸胎瘤已破入气管。少见症状有肿瘤破入心包腔造成的心包炎或急性心包堵塞；破入胸膜腔造成胸腔积液，甚至急性呼吸窘迫；肿瘤侵及肺组织可反复咯血或咳出毛发。查体少见明显的阳性体征。部分患者肺内有哮鸣音、湿啰音。恶性畸胎瘤偶可见上腔静脉综合征。

临床上诊断纵隔内畸胎类肿瘤，除依靠上述症状体征外，主要依靠以下辅助检查。胸部X线：多在前纵隔见肿物影，肿瘤长轴多与身体长轴平行。特征是肿瘤内有钙化、骨化或牙齿。胸部CT：是目前临床上最常用的诊断方法，可明确肿瘤位置、判定肿瘤与周围组织器官的关系，以指导手术方式的术前评估。超声：可用于鉴

笔记

别肿瘤的囊性或实性。

临床分为三期，Ⅰ期：包膜完整，无论胸膜、心包是否有粘连，镜下无外侵。Ⅱ期：包膜不完整，与胸膜、心包粘连但局限于纵隔内，无论镜下有无外侵。Ⅲ期：肿瘤转移。ⅢA期，转移至胸内组织，如肺、淋巴结；ⅢB期，转移至胸膜外。

手术是所有纵隔内畸胎类肿瘤的首选治疗方法。越早期诊断、早期手术，越容易处理。良性、恶性肿瘤可完整切除时，均应Ⅰ期手术切除；肿瘤较小且与周围组织无密切粘连，可采用胸腔镜下肿瘤切除或胸腔镜辅助小切口切除肿瘤。对组织张力较大的可先将囊内液体放出，减压后增加手术视野，再仔细分离切除。若肿瘤形成严重广泛炎性粘连，强行切除可导致创面大量渗血或损伤重要脏器，这种情况可先行引流或部分切除，待囊肿缩小后再择期手术。双侧巨大囊性肿瘤，可先切除一侧肿瘤，引流对侧肿瘤。双侧畸胎瘤，患者一般情况较差的，可先行切除一侧肿瘤，待情况好转后再切除对侧肿瘤。

特殊情况的处理：①破入支气管或肺内，或已有肺脓肿、支气管扩张等，可同时行肺叶切除或肺部病灶切除；②破入心包腔导致急性心包填塞，需急诊手术切除肿瘤的部分心包；③与心包关系密切时，可将心包一并切除；④纵隔囊性肿瘤或心包腔内有感染时，可先引流，待感染控制后再手术切除肿瘤和部分心包；⑤肿瘤侵犯主动脉、上腔静脉，应以姑息手术为主，也可以在体外循环辅助下切除肿瘤，修复血管或行人工血管置换术。

有人认为纵隔内畸胎类恶性肿瘤可先进行化疗，待患者的甲胎蛋白和癌胚抗原降至接近正常时，再行手术治疗，可延长生存时间。

良性肿瘤预后良好，一般无复发。恶性肿瘤预后不佳。

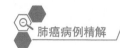 **病例点评**

纵隔最常见的生殖细胞肿瘤为畸胎瘤，有良性、恶性之分。生殖细胞瘤包括畸胎瘤、上皮样囊肿、精耗细胞瘤、绒毛膜皮癌及内皮窦癌等，占纵隔肿瘤的 10%～30%。畸胎瘤分为囊性和实性两类。囊性畸胎瘤为皮样囊肿，为外胚层及中胚层，囊内为皮脂样液体，囊壁为纤维组织。实性畸胎瘤组织成分复杂，含外、中、内三胚层结构，可包含人体各种组织成分，并可有骨骼、牙齿、毛发等。好发于前纵隔，男女发病率基本一致。本病来源于原始生殖细胞，为胚胎期始基发育时，部分潜殖细胞脱落并随心血管的发育携入胸腔内演变而成。

纵隔畸胎瘤发病年龄为 1 个月至 73 岁，中位年龄 28 岁，男女发病率基本一致。因早期瘤体较小，对气管、支气管、食管和大血管无明显的压迫，常无自觉症状或症状不多，而在体检时偶被发现。由于良性畸胎瘤患者常无症状或症状轻微，因此临床上常有病程长、肿瘤巨大、邻近器官受压、功能受损的情况。胸部 X 线片和 CT 对诊断纵隔畸胎瘤很有价值，但单凭胸部 X 线片一般不易将其与胸腺瘤或其他肿物区分，胸部 CT 影像表现为前上纵隔的厚壁肿块影，其内密度混杂、结构不均，对诊断畸胎瘤很有帮助，特别是厚壁囊肿内伴有脂肪或钙化者，可作为畸胎瘤的诊断依据。胸部 MR 对于畸胎瘤与心脏大血管的关系帮助较大，可判断肿瘤侵及大血管的程度，为手术提供参考。纵隔畸胎瘤易被误诊，要提高纵隔畸胎瘤诊断的准确性，必须结合年龄（中年为主）、发病部位（多位于前上纵隔）及发病率等，综合考虑可明显提高术前确诊率。出现在前纵隔的良性肿瘤还有胸腺瘤、甲状腺瘤、支气管囊肿、心包囊肿、淋巴管瘤等，在临床上易与畸胎瘤相混淆，但这些良性肿瘤的 CT 像往往瘤壁较薄，其内部结构较均匀呈实性，与畸胎瘤明显不同。对疑诊为纵隔精原细胞瘤和非精原细胞瘤者可行 β – 促绒毛膜性腺激素和甲胎蛋白等生化检查予以鉴别。

手术切除是治疗畸胎瘤唯一有效的治疗手段。因巨大畸胎瘤可侵犯邻近器官，部分畸胎瘤还可发生恶变，因此一经诊断应尽快手术切除；如果病情发展，畸胎瘤可能长大穿破进入邻近器官或使肿瘤与周围重要器官广泛粘连，甚至恶变而增加手术难度和手术风险，有的患者还可能丧失手术时机。

参考文献

1. 陈迪，丁嘉安. 原发性纵隔肿瘤的外科治疗（附 101 例分析）. 中华肿瘤杂志，1981，3：200.

2. ERASMUS J J, MCADAMS H P, DONNELLY L F. MR imaging of mediastinal masses. Magn Reson Imaging Clin N Am, 2000, 8 (1): 59 – 89.

3. 付强. 纵隔畸胎瘤外科治疗策略. 中国现代药物应用，2009，3（21）：52.

011
局限期小细胞肺癌治疗
经验分享一例

患者男性，48岁，2014年12月主因"发现左肺肿物1周"入院。2014年12月体检时发现左肺上叶肿物，伴左侧肺门及纵隔淋巴结增大，考虑恶性可能，遂来我院。

既往吸烟20年，吸烟指数400。

体格检查：浅表淋巴结未触及肿大。听诊左肺上叶呼吸音略减弱，其余无阳性体征。入院后行浅表淋巴结彩超、全腹+盆腔CT（图11-1）、头增强MRI及骨ECT检查，均未发现明显转移征象。于2014年12月22日行纤维支气管镜检查，确诊左上肺癌，病理：（左上肺）小细胞癌。免疫组化：CD56(+)，Syn(弱+)，Chr-A

（－），CK8/18（弱＋），CK5/6（－）。行 EP 方案化疗 3 个周期后，病情部分缓解。2015 年 2 月（图 11 - 2）行左肺上叶切除术，术后病理：（左上肺）复合性小细胞癌，免疫组化支持部分腺癌分化，支气管断端（－），区域淋巴结未见癌转移 [3 区 0/4，5 区 0/2，6 区 0/1，7 区 0/4，8 区 0/1，9 区 0/1，10 区 0/3，软组织（－），11 区 0/2，12 区 0/5]。免疫组化：CK7（－），CK5/6（－），Syn（弱＋），CgA（＋），P63（－），TTF - 1（＋），NAPSIN - A（－），sox - 2（－），P40（－）。分期 yp - T1cN0M0。术后原方案化疗 3 个周期，之后定期复查至今。

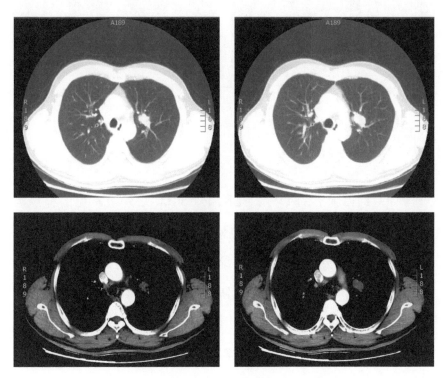

图 11 - 1　2014 年 12 月初始基线 CT 检查

笔记

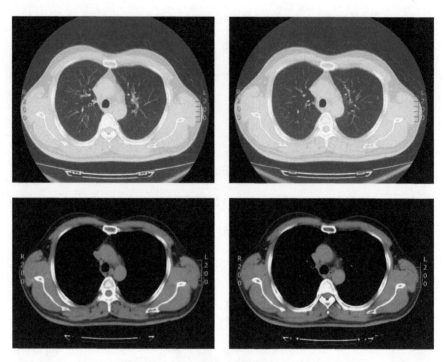

图 11 -2 2015 年 2 月术前 CT 检查

病例分析

SCLC 约占肺癌的 14%，是除了 NSCLC 之外最常见的肺癌类型。由于其起源于较大支气管的肺 Kulchitsky 细胞，属于神经内分泌肿瘤，常伴内分泌异常或类癌综合征，侵袭性高，生长迅速，肿瘤细胞倍增时间短，容易发生远隔转移。局限期 SCLC 患者平均生存期 15~20 个月，5 年存活率为 10%~13%；广泛期 SCLC 患者平均生存期 7~12 个月，5 年生存率小于 5%。因此，SCLC 的治疗理念与 NSCLC 完全不同，且局限期与广泛期 SCLC 的治疗方法也存在较大差异。

局限期 SCLC 根据肿瘤大小进行治疗决策，T1~2N0 的患者基本策略为肺叶切除术 + 肺门、纵隔淋巴结清扫术，术后 EP 方案化

笔记

疗，淋巴结阳性患者行辅助放疗；超出 T1～2 的患者推荐化疗 ± 放疗。对于 T3 分期以上患者是否能从手术中获益，一度存在争议。Schreiber 等回顾分析了美国 1988—2002 年监测、流行病学及结果（surveillance，epidemiology，and end results，SEER）数据库中的 14 179 例局限期 SCLC 患者，其中手术患者 863 例。结果显示，手术患者的 OS（28 个月 *vs.* 13 个月）、5 年 OS 率（34.6% *vs.* 9.9%）优于非手术患者。亚组分析显示，在局部无淋巴结转移的患者中，手术治疗的 OS（40 个月 *vs.* 15 个月）、5 年 OS 率（44.8% *vs.* 13.7%）均较非手术治疗者好；局部进展的患者中，手术治疗的 OS（22 个月 *vs.* 12 个月）、5 年 OS 率（26.3% *vs.* 9.3%）也明显好于非手术治疗者。结果提示局限期（T1～2）/进展期（T3～4 或 N +）手术疗效均优于非手术。2011 年美国临床肿瘤学会（American Society of Clinical Oncology，ASCO）会议报道的一项纳入 8791 例局限期 SCLC 患者的研究结果显示，手术治疗的总体 OS（38.7 个月 *vs.* 12.4 个月）优于非手术治疗；Ⅰ 期、Ⅱ 期患者手术治疗的 OS 较非手术组明显延长（45.9 个月 *vs.* 15.9 个月；39.4 个月 *vs.* 13.7 个月），Ⅲ 期患者手术和非手术治疗的 OS 分别为 21.8 个月和 11.5 个月；手术 + 放化疗和放化疗的 OS 分别为 30.9 个月和 14.7 个月。结果提示，外科手术联合放化疗对Ⅲ A 期以内患者的生存有良好的疗效，但对于Ⅲ B 期患者外科手术联合放化疗的效果还需要进行进一步探讨。然而目前尚缺乏较高类别的证据，需要前瞻性临床研究来进一步评价。目前主要是认为术前化疗可以使病变处缩小或消失，提高手术切除率，降低脑转移率，为根治 SCLC 提供了可能性；术后化疗可以消灭残存癌组织；外科手术可以切除化疗后已产生继发耐药性的癌组织。因此，手术联合放化疗可以降低 SCLC 的复发率。在早期患者进行了初始 1～2 个周期的化疗后，应该积极评估

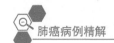
外科手术的可能性。在进行手术指征评估时，要进行精确的 TNM 分期评估，但普通 CT 或增强 CT 有时候难以准确判断纵隔淋巴结的转移情况，此时 PET/CT 对于 SCLC 的分期有重要价值，部分患者还可采取纵隔镜检查明确纵隔淋巴结情况。另外，复合型 SCLC 在患者中占相当比例，这类患者不通过手术极难确认病灶成分，而化疗对 NSCLC 成分疗效有限，因此手术应是这类患者治疗的首选。

📋 病例点评

本例患者为局限期 SCLC 伴腺癌分化，经术前新辅助化疗、手术、术后辅助化疗，目前已达到无瘤状态，截至目前生存期已经接近 5 年，预期不难超过 5 年。但值得注意的是患者纤维支气管镜病理未能发现伴腺癌分化的混合类型，提示手术不仅作为治疗方法，同时对混合型肺癌患者应作为重要参考。

参考文献

1. KHUDER S A. Effect of cigarette smoking on major histological types of lung cancer: a meta – analysis. Lung Cancer, 2001, 31 (2): 139 – 148.

2. SCHREIBER D, RINEER J, WEEDON J, et al. Survival outcomes with the use of surgery in limited – stage small cell lung cancer: should its role bere – evaluated? Cancer, 2010, 116 (5): 1350 – 1357.

笔记

012
肺炎性假瘤与肺癌鉴别
经验分享一例

病历摘要

患者男性，56 岁，10 天前无明显诱因咯鲜血 3～4 口，伴咳嗽、咳痰，无发热、胸痛、声音嘶哑。

既往曾患心肌梗死，予以冠脉支架置入术。

患者就诊于当地医院，于 2016 年 7 月 18 日行胸部 CT（图 12－1）提示右肺下叶阴影，大小约 3 cm×2 cm×1 cm，可见分叶、毛刺及胸膜反应，增强后明显强化。应用二代头孢治疗 3 周后症状不能缓解，且肺内病变无变化。故患者为求进一步治疗入我院，查肿瘤标志物：CEA 1.50 ng/mL，NSE 12.04 ng/mL，pro－GRP 21.89 pg/mL，SCC 0.36 ng/mL，CYFRA$_{21-1}$ 1.54 ng/mL。行支气

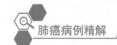
管镜提示双侧主支气管及各叶、段支气管黏膜均无充血、水肿，管腔通畅无狭窄，未见新生物。行胸部 CT 提示右肺下叶阴影，大小约 2 cm×2 cm×2 cm，周围未见卫星病灶。纵隔淋巴结不大。右肺下叶良性病变可能，不能排除肿瘤。头部 CT 未见明显异常。于 2016 年 8 月 4 日行 VATS 右肺下叶尖段切除术，术中见肿瘤位于右肺下叶尖段，大小约 2 cm×2 cm×2 cm，肺表面有胸膜皱缩，术中冰冻病理切片提示良性病变。术后病理结果提示：肺组织慢性炎症，可见大量浆细胞及淋巴细胞浸润，炎性假瘤形成。术后给予抗生素、雾化排痰治疗 1 周，术后第 2 天拔除胸腔闭式引流管，胸部 X 线检查提示术后恢复良好，胸腔内无明显积液，右肺各叶膨胀良好，胸部听诊右肺呼吸音稍弱，未闻及明显干湿性啰音。术后第 8 天顺利拆线，予以出院。

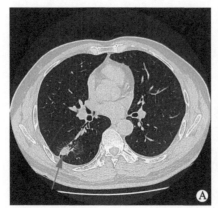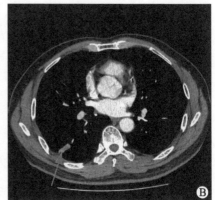

注：A：肺窗；B：纵隔窗

图 12-1　右肺下叶病变胸部 CT

病例分析

肺炎性假瘤（pulmonary inflammatory pseudotumor，PIP）是肺实质内的一种炎性增生性瘤样病变，瘤体是成纤维细胞、浆细胞、巨噬细胞、组织细胞和泡沫状细胞组成的肉芽肿，病因不完全明确，占肺良性肿块的第二位，仅次于结核瘤，近年来发病率有上升趋势，而且与周围型肺癌鉴别困难。临床表现与影像学检查缺乏特征，易与肺癌、肺结核球、肺囊肿等疾病混淆，误诊率高。肺炎性假瘤 45 岁以下多见。组织学分假乳头状瘤、纤维组织细胞瘤、浆细胞肉芽肿和假性淋巴瘤 4 种类型。肺炎性假瘤的症状主要是发热、胸痛、咳嗽，吐血痰或脓血痰。肺癌、肺脓肿和肺结核等疾病亦可出现上述症状，难以从症状上进行鉴别。值得注意的是，肺癌、肺结核一般不吐脓痰。胸部 X 线片和胸部 CT 是肺炎性假瘤的主要检查方法，但许多影像，如"团块影""分叶征""毛刺征""空洞征"亦可与肺癌等疾病相似，即便是 MRI 也难以确诊。因此，肺炎性假瘤的误诊率较高，可达 79.3% ~ 84.2% 。有作者将肺炎性假瘤的 CT 表现分为结节型和浸润型两种，认为"桃尖征""平直征""网点状影""晕征"是肺炎性假瘤的 CT 特征。有研究采用强化 CT 动态观察，发现强化后肺炎性假瘤的 CT 值大于肺癌。由于胸部 X 线片及胸部 CT 的误诊率高，所以术前纤维支气管镜检查和术中快速病理检查尤为重要，如术前纤维支气管镜检查发现新生物，活检病理检查有望确诊；术中快速病理检查的价值主要是鉴别病变的良性、恶性，以便决定手术切除范围和是否行淋巴结清扫。对体积较小，特别是位于肺周边的肿瘤应常规行术中快速病理检查，以避免不必要的肺叶切除及淋巴结清扫。肺炎性假瘤本身无包膜，部分可有假膜形成，肿块多位于肺周边区，可突出于肺表面，有时可与相应胸壁或膈肌粘连，但无瘤体牵拉引起的胸膜凹陷，此点是与肺癌区别的一大特征。肺炎性假瘤虽系良性疾病，但因其占位及炎性反应导致发热、咳嗽和血痰等症状，保守治疗效果不佳，因此需手术治疗。手术的原则是尽量切除肿块，尽量保留正常肺组织，不需清扫淋巴结。

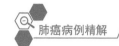 **病例点评**

肺炎性假瘤较少见，据文献报告仅占原发性肺部肿瘤的 3.8%，但近几年来发病率有逐年增高的趋势。患者常有呼吸道感染史，仅半数有轻微肺部症状，X 线检查为肺单发肿块，境界一般清楚，密度均匀的圆形或椭圆形病灶，手术治疗预后良好。

肺炎性假瘤是一组病变的笼统名称，包括肺内一切由非特异性炎症所致的瘤样病变。关于其发病原因和发病机制迄今为止尚未明确，可能与呼吸系统的细菌或病毒感染有关，为多种细菌或病毒感染后，非特异性炎症所致。1973 年 Bahadori 等根据病灶内含有大量的浆细胞成分，考虑其发病可能与免疫因素（变态反应）有关。本例患者曾在 1 年前出现呼吸系统感染症状，有发热、咳嗽、咳痰等症状，经用抗生素（具体药物不详）治疗后，症状消失。大量使用抗生素在抑制细菌生长的同时，也减弱了机体对病原菌的炎症反应，降低了体内纤维蛋白溶解酶的作用，使大量纤维蛋白、浆细胞和淋巴细胞沉积，形成肺炎性假瘤，因此本病与抗生素的大量使用或滥用有关。病毒性的呼吸道感染也使得某些病毒引起的难于短期内吸收的肺炎慢性迁延，局限机化，进而形成炎性假瘤。

PIP 的发病有以下特点：①大多数病例有呼吸道感染史或胸内感染史，经抗生素治疗后症状消失，发病年龄多见于 25～50 岁；②病理形态主要含有炎性细胞、浆细胞和淋巴细胞，为一般反应性增生而无恶性改变；③预后良好。

肺炎性假瘤术前容易误诊为肺癌、肺良性肿瘤等，其原因可能与以下因素有关：①本病临床表现无特异性症状，以咳嗽、血痰、发热为主，且部分患者无症状；②目前尚缺乏行之有效的检查手段，影像学检查还未发现具有特异性的征象，且根据报道肺炎性假瘤很少累及支气管树，对本病而言纤维支气管镜检查的作用主要是鉴别诊断。鉴于本病显微镜下表现的复杂性，有人认为依据病变某一部位的穿刺标本即做出诊断是不足取的，对拟手术的患者术前应慎重行穿刺活检，代之以术中冰冻病理切片更为可取。

显微镜下，肺炎性假瘤的基本病理形态是多种细胞成分的肉芽肿，病灶的某一部位常以某种细胞形态为主，但同时伴有其他多种细胞形态。有作者认为：该病变中肺组织局限纤维化、瘢痕化及肺泡上皮的增生颇为常见，在此基础上可发生恶变，国内报道恶性变的发生率为1%～4%。

本病治疗以外科手术为主，原则是完整切除病变而最大限度保留肺组织，宜行肺段、楔形或肺叶切除，术后效果良好。姑息切除者有复发可能，有人主张应再次手术。有报道称放疗也有效，甚至个别病变可自行消失，即使手术探查者经综合治疗预后并非很差。近年来对部分患者采用胸腔镜VATS手术具有损伤小、恢复快的特点，可显著缩短手术时间及减少术后并发症发生。我们体会，应用胸腔镜技术诊治肺炎性假瘤有以下特点：①手术时间短，出血少；②术后疼痛轻，利于患者咳嗽、咳痰，减少术后肺部并发症；③对胸腔镜辅助小切口肺切除者，小切口采用皮内缝合，愈合后不妨碍美观；④胸腔镜技术的应用使肺内病变诊治一次完成，患者易于接受，可减少不必要的反复检查和长期追踪观察。

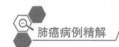
参考文献

1. 章奎仲, 刘德贵. 肺部炎性假瘤 13 例临床分析. 中国肿瘤临床, 1988, 15 (1): 41 - 42.

2. BAHADORI M, LIEBOW A A. Plasm cell granulomas of the lung. Cancer, 1973, 31 (1): 191 - 193.

3. 张世科, 关天明, 成官迅. 肺炎假瘤与周围型肺癌的 CT 对比研究. 医学研究杂志, 2010, 39 (6): 90 - 93.

4. BASU S, UTPAT K, JOSHI J. ^{18}F - FDG PET/CT imaging features of IgG4 - related pulmonary inflammatory pseudotumor at initial diagnosis and during early treatment monitoring. J Nucl Med Technol, 2016, 44 (3): 207 - 209.

5. WANG X L, SHAN W. Application of dynamic CT to identify lung cancer, pulmonary tuberculosis, and pulmonary inflammatory pseudotumor. Eur Rev Med Pharmacol Sci, 2017, 21 (21): 4804 - 4809.

6. TOMA C L, BELACONI I N, DUMITRACHE - RUJINSKI S, et al. A rare case of lung tumor—pulmonary inflammatory pseudotumor. Pneumologia, 2013, 62 (1): 30 - 32.

013
支气管类癌的手术治疗
分享一例

病历摘要

患者男性，47岁，6个月前出现咳嗽。就诊于当地医院行胸部CT（图13-1）提示右肺下叶肺门旁可见一团块状密度增高影，大小约7 cm×6 cm，边缘呈毛刺状。进一步行全身PET/CT提示右肺下叶病变代谢增强，考虑恶性肿瘤。支气管镜检提示右肺下叶开口处新生物，活检病理提示类癌。患者于2018年4月8日入我院进一步诊治。入院后予以完善各项辅助检查，行胸部CT提示右肺下叶肺门旁可见一团块状密度增高影，大小约7 cm×6 cm，边缘呈毛刺状。考虑行手术治疗。

于2018年4月17日全麻下行开胸探查术，术中发现右肺下叶不张、实变，行右肺下叶切除术。术后病理诊断：（右肺下叶）神

77

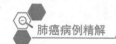
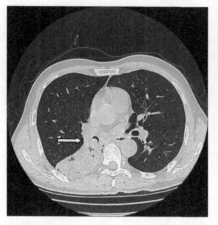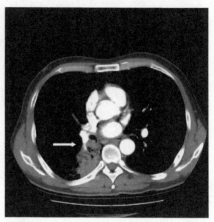

图 13 - 1　胸部 CT

经内分泌癌，结合免疫组化结果，符合典型类癌，侵犯神经，未见明确脉管内癌栓及胸膜侵犯。周围肺组织内可见多发慢性肉芽肿性炎伴坏死，形态符合结核。支气管断端未见癌侵犯；第 2、第 3A、第 3P、第 4、第 7、第 8、第 10、第 11 组淋巴结未见癌转移（0/6、0/2、0/1、0/3、0/10、0/1、0/4、0/2）。免疫组化结果：CKpan（ + ），TTF - 1（ - ），CD56（ + ），Syn（ + ），CD5/6（ + / - ），p40（ - ），Ki- 67 （约 1% ），LCA（ - ）。分子病理 - 结核结果：TB - DNA（ + ），分子杆菌基因检测（ + ，结核分子杆菌复合群）。特殊染色结果：PAS 染色（ - ），抗酸染色（ + ），诊断典型类癌合并结核。术后复查，胸部 X 线片提示右余肺膨胀良好，术后恢复可，于 23 日拔除胸腔引流管。于术后行 3 个周期（洛铂 50 mg + 依托泊苷 100 mg × 5 d）方案化疗。化疗后复查胸部 CT 提示右肺下叶切除术后改变。胸廓软组织正常，肋骨正常，纵隔正常，气管居中，心影正常，左侧肺门正常，右侧肺门正常，左侧横膈活动度 8 ~ 11 肋，右侧横膈活动度 9 ~ 10 肋。

病例分析

　　类癌是神经内分泌来源的低度恶性肿瘤，其组织分化良好，生长缓慢，类癌最常见的发病部位是胃肠道（68%～74%），其次是呼吸道（25%）。与小细胞肺癌相似，类癌起源于支气管肺黏膜和黏膜下腺的神经内分泌 Kulchitsky 细胞。根据有丝分裂活性和坏死的程度，类癌分为典型类癌（typical carcinoid，TC）和非典型类癌（atypical carcinoid，AC）。根据 WHO 对支气管类癌的最新分类，TC 定义为每 2 mm^2 小于 2 个有丝分裂，无坏死，而 AC 定义为每 2 mm^2 大于 2 个有丝分裂，但小于 10 个有丝分裂或有凝固性坏死，或者两者皆有。TC 和 AC 出现淋巴结转移及远处转移的发生率并不相同。

　　Lubarch 于 1888 年首次报道类癌，可发生在身体的各种部位，其中大部分位于消化道。支气管类癌很少见，仅占所有类癌的25%～30%，占所有肺癌的 2%～5%。支气管类癌可分为低度恶性的典型类癌和中度恶性的非典型类癌。根据 WHO 1999 年的分类，TC、AC、大细胞神经内分泌癌和小细胞肺癌构成肺神经内分泌癌。

　　支气管类癌的发病率较低，文献报道的发病率为 1%～2%。平均发病年龄约 44 岁，与其他类型的肺癌相比，肺类癌的发病年龄更早。Aydin E 等报道，TC 的平均年龄大于 AC（50 岁 *vs.* 42 岁）。笔者的一项相关研究表明，与 AC 患者相比，TC 患者的平均年龄要年轻 12 岁。研究发现，AC 患者吸烟习惯的比例比 TC 患者高。大多数类癌患者都有症状，咳嗽、咯血等呼吸道症状最为常见，也有少数患者无症状，从而偶然发现支气管类癌。

　　根据相关报道，肺类癌中类癌综合征的发病率为 2%～5%。类

笔记

79

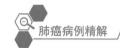

癌综合征源于肝脏对肿瘤分泌的多种激素样物质的灭活不佳，因此更可能发生于肝转移患者中。

TC 的 5 年生存率在 90% 以上，但尽管恶性程度较低，入院时发现转移的患者仍占 12%。AC 具有较高的侵袭性和较差的临床预后，大约 50% 的 AC 患者有纵隔淋巴结转移，5 年生存率仅为 40%~75%。

流行病学调查显示，支气管类癌多发于右叶，占 59.0%。影像上 TC 常为中心型肿瘤，AC 则常表现为周围型肿瘤。本例患者即为右肺中心型病例，符合文献记载。

支气管镜作为诊断肺癌的重要手段，可以直接观察支气管腔并进行活检。故所有患者均应行支气管镜检查，但单凭支气管镜诊断仍较困难，有时需要复查或使用更精确的诊断方法。

目前，学者们对于术中淋巴结是否清扫存在不一致的观点。很多学者认为，对肺类癌尤其是典型类癌的淋巴结清扫没有意义。然而，类癌的术前诊断是很难获得的，其中许多被误诊为其他恶性肿瘤。另外，部分病例术前经影像学诊断无淋巴结转移，病理证实为淋巴结转移。因此，我们认为无论组织学类型如何，都有必要进行纵隔淋巴结清扫。

根治性手术是治疗肺类癌的最佳方法，应在完整切除肿瘤的前提下，尽可能保留更多肺组织。目前对于选择何种手术方法仍有争议。一些学者建议对确诊的典型类癌进行单纯支气管切除，保留肺组织；而另一些学者坚持认为应不管病理结果为何，均行解剖性肺叶切除，并尽可能保留足够的功能储备。与全肺切除术相比，支气管袖状切除术无局部复发或术后并发症，生存率高。

关于术后化疗问题，单变量分析表明，术后化疗患者与不行术后化疗患者相比，预后并未改善。在 Wirth L J 的一项研究中，18

笔记

例肺类癌患者化疗应答率为 20% ，放化疗应答率为 22% ，低于其他类型肺癌。在我们看来，没有明确的证据表明化疗对类癌患者有益，在早期肿瘤的治疗中，我们可以放弃化疗。

最近一项包括 131 例肺类癌患者的研究提示：3 年、5 年和 10 年生存率分别为 96.0% 、86.9% 和 70.6% 。Schrevense L 等报道，组织学类型和淋巴结转移是独立的预后因素。肺类癌患者的总生存期比其他类型的肺癌要长，肿瘤分期越早，预后越好。

病例点评

肺类癌是一类特殊的肺神经内分泌肿瘤，与其他类型的肺癌相比，肺类癌分化良好，侵袭性低，生长缓慢，预后较好。分为 TC 和 AC 两类，AC 相对 TC 发病率低，发病年龄早，吸烟习惯比例高，预后相对较差。根治性手术加手术切除淋巴结是最佳治疗方法，能完全治愈肿瘤。但对于淋巴结转移患者，应探讨辅助化疗或靶向治疗的合理性。

参考文献

1. RODRIGUEZ J A. Intraoperative detection of a bronchial carcinoid with a radiolabeled somatostatin analog. Chest, 2002, 121 (3): 985 – 988.

2. KOSMIDIS, PARIS A. Treatment of carcinoid of the lung. Curr Opin Oncol, 2004, 16 (2): 146 – 149.

3. TRAVIS W D, RUSH W, FLIEDERD B, et al. Survival analysis of 200 pulmonary neuroendocrine tumors with clarification of criteria for atypical carcinoid and its separation from typical carcinoid. Am J Surg Pathol, 1998, 22 (8): 934 – 944.

4. ZHONG C X, YAO F, ZHAO H, et al. Long – term outcomes of surgical treatment for pulmonary carcinoid tumors: 20 years' experience with 131 patients. Chin Med J

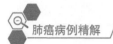
（Engl），2012，125（17）：3022 – 3026.

5. GUSTAFSSON B I，KIDD M，CHAN A，et al. Bronchopulmonary neuroendocrine tumors. Cancer，2008，113（1）：5 – 21.

6. MORANDI U，CASALI C，ROSSI G. Bronchial typical carcinoid tumors. Semin Thorac Cardiovasc Surg，2006，18（3）：191 – 198.

7. SCOTT，WALTER J. Surgical treatment of other bronchial tumors. Chest Surg Clin N Am，2003，13（1）：111 – 128.

8. AYDIN E，YAZICI U，GULGOSTEREN M，et al. Long – term outcomes and prognostic factors of patients with surgically treated pulmonary carcinoid：our institutional experience with 104 patients. Eur J Cardiothorac Surg，2011，39（4）：549 – 554.

9. PASIEKA J L，LONGMAN R S，CHAMBERS A J，et al. Cognitive impairment associated with carcinoid syndrome. Ann Surg，2014，259（2）：355 – 359.

10. THOMAS R，CHRISTOPHER D J，BALAMUGESH T，et al. Clinico – pathologic study of pulmonary carcinoid tumours – a retrospective analysis and review of literature. Respir Med，2008，102（11）：1611 – 1614.

笔记

014 胸膜恶性孤立性纤维性肿瘤分享一例

病历摘要

患者男性，57 岁，入院 20 天前无明显诱因出现左侧间断胸痛不适，能自行缓解，平卧时加重，坐起时减轻，无心前区不适，无胸痛不适，无咳嗽、咳痰，无咯血。2 周前曾有高热 1 次，体温达 38.6 ℃，自行退热。1 周前不明原因出现午后低热，37.6 ℃左右，无盗汗、乏力、气短、消瘦，3 天前就诊北京市某医院胸 CT 检查可见左上肋胸膜占位，门诊于 2018 年 11 月 5 日收入院。

患者近 3 个月前曾就诊我院时，行胸部 CT 检查见左后胸腔大小约 2 cm×3 cm 肿块，建议入院检查，因患者无症状，未重视，此次就诊时胸部 CT 检查示肿块大于 15 cm（图 14-1），术前完善检查期间患者胀痛加重，口服氨酚羟考酮能缓解，发热最高可达 39.2 ℃。

83

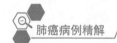
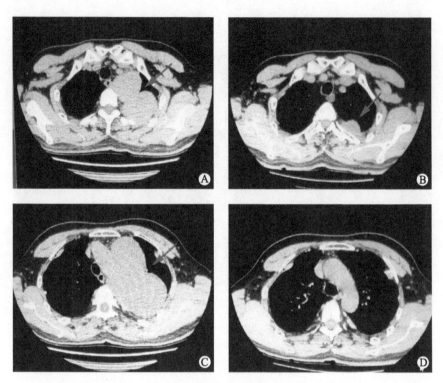

注：A、C：2018 年 11 月 16 日胸部 CT；B、D：2018 年 8 月 21 日胸部 CT。
手术治疗前肿瘤近 3 个月前后大小对比，箭头所指为肿瘤

图 14 –1　胸部 CT

　　胸部 CT（2018 年 8 月 21 日）左上肋胸膜丘状结节，局限包裹性积液？胸膜占位？双侧肋胸膜及叶间胸膜增厚伴钙化，右侧叶间胸膜结节影。胸部 CT（北京市某医院 2018 年 11 月 2 日）：可见左上肋胸膜肿块，密度较均匀，边缘较清楚，较 2 个月前胸部 CT 明显增大。2018 年 11 月 16 日行胸部 CT：左侧胸腔肿物，考虑恶性病变，双侧肋胸膜及叶间胸膜增厚伴钙化，右侧叶间胸膜结节影，基本同前；双肺炎症，同前；左肺膨胀不全较前加重；纵隔多发小淋巴结，部分略大；左侧肾上腺增粗。

　　2018 年 11 月 7 日行 CT 引导下穿刺活检考虑间叶来源的恶性肿瘤，病理结合免疫组化结果回报：恶性孤立性纤维性肿瘤。（左胸膜穿刺）肿瘤组织，细胞较丰富，可见核分裂和较多奇异核细胞，

考虑有间叶来源恶性肿瘤。结合形态及免疫组化，考虑为恶性孤立性纤维性肿瘤。免疫组化结果：Vimentin、CD99、Bcl - 2、P53 均为阳性，CD31（部分 +），CK7、CK19、P40、S - 100、CR、WT - 1、CD34、NF、SMA、Desmin、CD68 均为阴性，Ki-67 （60%），LCA（ - ），HMB - 45(-)，FLi - 1(+)。

于 2018 年 11 月 20 日在全麻下行左开胸左侧胸腔巨大肿瘤切除术 + 左肺上叶切除术 + 纵隔淋巴结清扫术 + 胸腔粘连松解术。手术经过：经左胸后外侧第 6 肋上缘切口进胸，探查胸腔，见肿块巨大约 15 cm×8 cm，几乎占据整个左胸腔，与纵隔、心包、膈肌及胸顶部关系密切，可见肿瘤分叶，未见肿瘤的蒂，并且侵及左肺上叶，未见明显的主动脉等大血管侵犯，给予完整切除（图 14 - 2，图 14 - 3），因肿瘤侵及左肺上叶，无法保留，予以切除左肺上叶及清扫淋巴结。术后病理示（左胸腔肿物）肿瘤组织，细胞较丰富，可见核分裂和较多奇异核细胞，结合形态及免疫组化，支持为恶性孤立性纤维性肿瘤。（左肺上叶）肺内组织可见肿瘤组织侵犯，支气管断端慢性炎。（第 10、第 11 组淋巴结 0/2、0/2）慢性炎。免疫

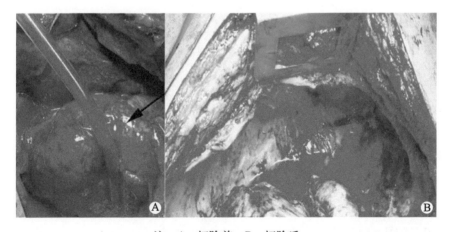

注：A：切除前；B：切除后

图 14 - 2 术中肿瘤情况，箭头示左胸腔肿瘤

组化结果：CD99（＋）、Vimentin（＋）、P53（＋），Bcl－2（＋／－），CD34、CKpan、S－100、NF、SMA、EMA 均为阴性，Ki-67约50%。

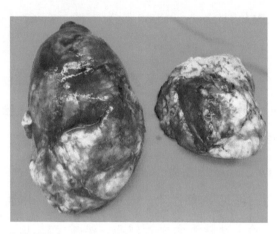

注：肿瘤大小分别为 16.0 cm×8.0 cm×5.5 cm，10.0 cm×7.0 cm×3.5 cm

图 14 -3　完整切除的肿瘤

病例分析

孤立性纤维性肿瘤（solitary fibrous tumor，SFT）是一种罕见的起源于间皮下未分化的间叶组织梭形细胞性肿瘤，主要发生于胸膜。近 20 年来，胸膜孤立性纤维性肿瘤（solitary fibrous tumor of the pleura，SFTP）作为一种独立的病理类型，已有相关的研究，并受到临床的关注。

1. 背景

1870 年 Wagner 第一个报道了孤立性纤维性肿瘤的组织学表现，提出孤立性纤维瘤的命名，1931 年 Klemperer 和 Rabin 描述其为起源于间皮组织，称为局限性间皮瘤。1952 年 Clagett 等将其命名为局限性纤维间皮瘤。进一步研究显示肿瘤细胞是起源于间皮下间质细胞，不具备间皮特性，而且可发生于躯体很多非间皮性部位，其弥漫性分布于人体结缔组织中，遂由病理学家共同命名为孤立性或局限性纤维性肿瘤，发生于胸膜腔的称为胸膜孤立性纤维性肿瘤。

2. 流行病学

发生原因尚不清楚，一般认为与接触石棉纤维、药物、吸烟及其他环境污染等因素无明显相关性。各年龄段均可发病，从 7~87 岁均有报道，以 40~60 岁为发病高峰，男女发病比例基本相等。

3. 病理学特征与生物学行为

胸膜孤立性纤维性肿瘤可发生于胸膜的任何部位，主要发生于脏层胸膜，约占 70%，壁层胸膜约占 30%，也可发生于纵隔及肺组织。大体标本呈球形软组织肿块，直径在 1.2~38.0 cm，重量为 150~7800 g，大于 9.0 cm 占 75%。通常以肿瘤占据一侧胸腔的 1/2 以上或直径大于胸廓横径的 1/4，或者重量大于 1000 g 或直径大于 15 cm 为巨大肿瘤。肉眼观察肿瘤表面光滑，呈结节状、浅分叶，多有包膜，境界清楚，切面呈实性，灰白或淡黄色，质韧，呈漩涡和编织样结构。镜下观察，较小的良性肿瘤，血管较少，罕见核分裂象，由伸长的多形细胞及不同数量的胶原和网状纤维组成。较大的良性肿瘤伴有较多的多形细胞，但是 10 个高倍镜视野下核分裂象小于 4 个。恶性 SFTP 细胞更丰富，伴有细胞核的拥挤和重叠，以及细胞多形性，较多的核分裂象（10 个高倍镜视野下核分裂象小于 4 个）。恶性肿瘤常常伴有出血，坏死，黏液瘤样改变及血管、间质的侵犯。根 England 等提出的恶性标准：①肿瘤直径 > 10 cm；②肿瘤细胞丰富、密集，多形性、核重叠；③肿瘤细胞异型化显著；④病理性核分裂象易见，>4/10 个高倍镜视野；⑤继发性出血、灶状坏死；⑥浸润性生长或远处转移。具备以上其中一项即为恶性孤立性纤维肿瘤。免疫组化在 SFTP 与间皮瘤和肉瘤鉴别方面

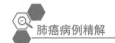

起到了非常重要的作用。SFTP 一般对细胞角质蛋白表达阴性，而间皮瘤表达细胞角蛋白正好相反。另外大部分 SFTP 组织中，CD34 表达阳性，这一特点是 SFTP 与间皮瘤鉴别的可靠指标。Bcl - 2 表达阳性也非常有助于 SFTP 的诊断，特别是 CD34 阴性的患者。

SFTP 生物学行为取决于肿瘤大小、生长方式。SFTP 根据组织学形态分为良性和恶性两类，其中大多为良性，恶性约占 20%。文献报道有 12% ~ 23% 胸膜腔内的出现不典型性、恶性转化，可出现局部复发和远处转移（肺、肝、骨），转移率 < 2%。即使良性，其生物学行为也具有不可预测性，可复发并转化为恶性，复发率约占 10%，也可侵犯周围组织器官，如椎体受侵，压迫脊髓，从而提示为低度或潜在恶性肿瘤，有人称为不典型性肿瘤。恶性 SFTP 可能为原发，也可能为良性肿瘤分化产生。

4. 临床特征和诊断

（1）症状

大多数患者没有明显症状，也可以伴有咳嗽、胸痛、呼吸困难等非特异性症状，咯血、发热罕见。症状的严重程度和肿瘤大小及良恶性相关，肿瘤越大，伴有的症状越明显；恶性肿瘤比良性肿瘤更易出现症状，较大的肿瘤可以压迫支气管导致肺不张。对于伴有胸痛的患者，肿瘤常常起源于壁层胸膜，除此之外，SFTP 可以伴有副瘤综合征，后者在肿瘤较大的患者中更易见到。肥大性肺骨关节病（hypertrophic pulmonary osteoarthropathy，HPO）是 SFTP 最常见的副瘤综合征，据文献报道，多于 22% 的 SFTP 患者伴有 HPO（直径大于 7 cm 的肿瘤则更易见到）。患者通常表现为关节炎样症状，包括关节僵直、肿胀。踝关节水肿，关节痛及长骨疼痛，特别是胫骨骨膜突出部分的疼痛，除此之外，患者还可以伴有杵状指（趾）。少数病例可伴有症状性低血糖，约占 4%，是由肿瘤分泌的胰岛素样生长因子所致。

（2）体征

SFTP 体征多不明显，较大的肿瘤可以压迫肺组织，导致患侧胸腔听诊呼吸音降低，可以闻及哮鸣音，叩诊可为浊音。在伴有 HPO 的患者，杵状指（趾）是最常见的症状，尽管一些非肿瘤性肺部疾病，如肺气肿、特发性肺纤维化患者也可伴有杵状指（趾）的表现，但是这些良性病变极少伴有类似 HPO 的关节病变。

（3）影像学特征

胸部 X 线片是最常规的检查。肿块通常边界清楚，位于肺的外周或是叶间裂。起源于壁层胸膜的团块可以与胸膜表面形成钝角。

CT 是非常重要的检查，具有一定的特征性，显示胸腔占位，多为单发、孤立性，类圆形或椭圆形软组织密度肿块影，占据部分或一侧胸腔，CT 值为 15 ~ 50 HU，多具有明显包膜，境界清楚，有浅分叶，多与胸膜宽基底呈直角或钝角，密度较均匀，其内可见不规则形低密度区。7% ~ 26% 可伴点状或小斑片状钙化，少数伴有邻近胸壁或脊椎骨质受侵或压迫、吸收改变，或者出现多发性病变。8% ~ 17% 伴有不同程度的胸腔积液。增强扫描肿瘤实质部分呈均匀"地图样"强化。

SFTP 在 MRI T_1 相中通常表现为低信号，而在 T_2 相的表现和肿瘤中的细胞及纤维组织的成分相关，细胞丰富的肿瘤在 T_2 相中表现为高信号；PET/CT 在评价肿瘤方面文献较少，有报道显示肿瘤中高度放射性浓聚[18]F - FDG，也有认为肿瘤几乎不摄取 FDG，其诊断价值有待进一步研究。超声检查对诊断缺乏特异性。

（4）诊断

胸膜孤立性纤维性肿瘤术前确诊困难，根据临床表现、胸部 X 线和胸部 CT 扫描显示特征性影像，通常可做出初步临床诊断及大体定性，而诊断正确率不到20%。

（5）鉴别诊断

术前对 SFTP 和胸部其他肿瘤，包括肺癌和多种胸膜内的肉瘤进行鉴别非常必要。SFTP 通常边界清楚，而恶性胸膜间皮瘤常由多个散在的胸膜肿块组成，或是弥漫性肿块包裹整个肺组织。位于胸后部脊髓旁沟部的肿瘤要和神经源性肿瘤或椭圆形肺不张相区分，而位于胸中部或前方的肿瘤要和甲状腺肿瘤、生殖细胞肿瘤及畸胎瘤区分。除了影像学检查，气管镜检查则有助于排除支气管内病变，痰细胞学检查和胸水分析对诊断 SFTP 并没有太多帮助。CT 引导下穿刺活检有助于诊断和定性，免疫组化可提高活检诊断率，CD34 阴性而 Bcl－2 高表达也可确诊。

5. 外科治疗

目前，外科手术是胸膜孤立性纤维性肿瘤的首选和主要治疗方法。大部分的肿瘤可行外科手术治疗而痊愈，根据肿瘤的位置、大小和患者的身体状况，选择手术方式和切口长度，可采用常规开胸、VATS 或辅助小切口开胸切除术。原则上，对直径 < 4 cm 的较小、带蒂、脏层胸膜起源的肿瘤，采用 VATS 手术切除；5～8 cm、基部较宽、与壁层胸膜和肺相连，采用辅助小切口开胸切除术；> 10 cm 及巨大肿瘤，采用常规开胸切除。胸膜孤立性纤维性肿瘤的手术原则是完整切除，应具有 1～2 cm 切缘，此为最佳治疗方法。但是巨大肿瘤尤其实质性肿瘤，占据大部分或一侧胸腔，堵塞切口，显露和探查都很困难，常无法进行直视下分离及操作，这是手术的难点和关键。多数作者提出先切除部分肿瘤，减少体积，再分块切除，但是肿瘤巨大坚实，血运丰富，按常规分离渗血较多，分块切除实非易事，失血可达2000～4000 mL。有学者主张术前常规行滋养血管造影及栓塞后再切除，有利于减少术中出血。对起源于脏层胸膜或是侵犯肺实质的肿瘤，需要进行较大范围的肺组织切除，如肺叶切除或是全肺切除。少数起源于胸壁、膈肌或纵隔的广基肿瘤，这些肿瘤更易于复发，因此需要局部更大范围的胸膜外组织切除。如果肿瘤是恶性的，局部胸壁的大块切除非常必要，以防复发。对无法切除或不能耐受手术的患者可选择性姑息性切除或射频消融、光动力等局部治疗。术后复发的病例，目前主张进行再次手术切除，由于该肿瘤罕见，所以目前缺乏对 SFTP 辅助治疗的系统性评价。有个案报道，1 例 SFTP 患者术后复发再次手术未能完全切除复发行放疗后，获得长期生存。

6. 预后

由于肿瘤的生物学活性尚未完全明了，SFTP 的临床病程和预后难以准确预测。一般来说，SFTP 约 88% 表现为良性行为，预后良好，12% 死于胸内肿瘤巨大压迫，或术后复发、转移，即使组织学为恶性，如完整切除，治愈率也可达 55%～70%，而形态上良性的 SFTP，即使完整切除，也有约 10% 的复发率，可转化为恶性，甚至转移，故应视为低度或潜在恶性，需长期随诊，尤其在术后的 2 年内，直至 15～20 年。恶性肿瘤的预后较差，播散和转移率为 20%，复发率为 14%～63%，术后 23% 的患者在 1 年内死亡。有文献报道认为，恶性或术后复发的患者应给予辅助放疗。对术后辅助放化疗的疗效，尚在进一步的研究之中。

病例点评

胸膜恶性孤立性纤维性肿瘤是罕见的恶性肿瘤，国内外文献报道多见个案报道，对目前的放化疗不敏感，外科手术完整切除是有效的治疗办法，但术后易复发。

参考文献

1. YABUKI H, SAKURADA A, NIIKAWA H, et al. Serum β – hCG as an indicator of recurrence after the complete resection of a malignant solitary fibrous tumor of the pleura. Ann Thorac Surg, 2016, 102 (6): 551 – 553.

2. GUERRINI S, RICCI A, OSMAN G A, et al. Different clinical and radiological features of solitary fibrous tumor of the pleura: report of two cases. Lung India, 2016, 33 (1): 72 – 74.

3. PAPADOPOULOS A, PORFYRIDIS I, CHRISTODOULIDES G, et al. A rare clinical case – solitary fibrous tumor of the pleura. Respir Med Case Rep, 2015, 16: 117 – 119.

4. SUPAKUL R, SODHI A, TAMASHIRO C Y, et al. Solitary fibrous tumor of the pleura: a rare cause of pleural mass. Am J Case Rep, 2015, 16: 854 – 857.

5. AMORIM E. Solitary fibrous tumor of the pleura: 3 case reports. Rev Assoc Med Bras, 2015, 61 (3): 207 – 208.

6. ZHAO L F, CHAI Y, HUANG L J. A giant solitary fibrous tumor of the pleura. Chin Med J, 2013, 126 (15): 2999.

7. ROCCO G, MARTUCCI N, SETOLA S, et al. Uniportal video – assisted thoracicresection of a solitary fibrous tumor of the pleura. Ann Thorac Surg, 2012, 94 (2): 661 – 662.

015
肺腺鳞癌病治疗经验
分享一例

病历摘要

患者于 5 个月前无明显诱因出现咳嗽，无明显痰液，伴持续胸闷气短，背部隐痛，伴周身发热感，测体温不高，无明显咯血、心慌、盗汗等不适，就诊于附近医院查胸部 CT 示左肺上叶结节，建议动态观察未处理。此后上述症状间断存在，未诊治。2 周前自感症状加重，且伴有胸前疼痛感，伴周身乏力感，就诊我院。

我院 2018 年 3 月 15 日查胸部 CT（图 15 - 1）左肺上叶可见直径 3 cm 团块影，边缘有毛刺，增强后不均匀强化，周期可见胸膜凹陷，双肺上叶散在斑片影。双侧各叶、段支气管开口通畅，纵隔淋巴结未见明显肿大。痰 X - pert 阴性（二次）；抗痰抗酸染色阴性（三次）；痰真菌培养阴性；痰涂片及支气管肺泡灌洗液均未见癌瘤细胞，α干扰素释放试验阴性，2018年3月20日气管镜刷检涂片查到可疑肿瘤细胞。2018年3月22日穿刺活检：（左上叶穿刺）非小细胞肺癌，结合免疫组化结果，诊断为鳞状细胞癌。免疫组化结果：CK7（＋），TTF－1（－），NAPSIN－A（－），p40（＋），CD5/6（＋）；c－Met蛋白检测结果：（＋）；ALK融合基因检测结果：阴性；PD－L1阴性。

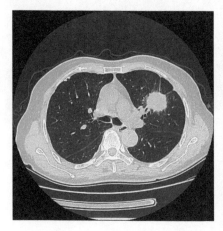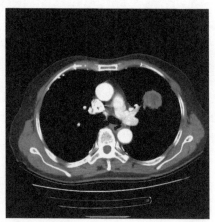

图15－1　胸部CT

2018年4月4日患者在全麻下行VATS左肺上叶切除术＋纵隔淋巴结清扫术。病变位于左肺上叶，大小约3 cm×3 cm×2 cm，质硬，周围型，无肺不张、肺实变。

术后病理回示腺鳞癌（浸润性腺癌：腺泡型60%，乳头型25%，贴壁型15%，伴黏液；角花型鳞状细胞癌），需做免疫组化，未见明显脉管内癌栓，胸膜侵犯见弹力纤维染色。支气管断端未见癌；第5、第6、第7、第8、第9、第10、第11组淋巴结未见癌转移（0/2、0/3、0/1、0/2、0/1、0/1、0/2）。免疫组化结果：腺癌：CK7（＋），TTF－1（－），NAPSIN－A（－）；鳞癌：p40（＋），CD5/6（＋）；腺癌：PD－L1（－）；鳞癌：PD－L1（＋，80%）；c－Met蛋白检测结果：（＋＋）；ALK融合基因检测结果：阴性。

EGFR 突变检测结果 L858R；*KRAS* 未检出突变；*ROS－1* 未检出基因融合。

病例分析

原发性肺腺鳞癌（adenosquamous carcinoma，ASC）是一种混合组织学肿瘤，如 WHO 所定义，显示了鳞癌（squamous cell carcinoma，SC）和腺癌（adenocarcinoma，AC）的成分，每个成分至少占肿瘤的 10%，ASC 是一种相对罕见的肿瘤，在非小细胞肺癌中仅占 0.3%~5.0%。有趣的是，与单一组织的 AC 和 SC 相比，肺 ASC 预后更差。这些观察结果有一些支持性的研究结果，表明肺 ASC 比肺 AC 和肺 SC 更具有侵袭性的临床和病理表现模式。此外，与 SC 和 AC 患者相比，切除后的患者的生存率可能更低。

肺原发性 ASC 是一种罕见的肺部肿瘤，其预后似乎比肺原发性 AC 和 SC 预后差。先前的报告表明，ASC 占非小细胞肺癌的 0.3%~5.0%。

关于 ASC 更具侵略性的临床和病理特征，Ruffini 等评估了 1158 例因肺癌接受手术切除的欧洲患者。他们发现 33 例（2.8%）的 ASC 患者，ASC 组的组织学分级较低，分期较晚期，3 年期生存率为 28%，而单一组织学组为 46%。Gawrychowski 等研究了 96 例因 ASC 行肺切除术患者的数据。研究者发现，5 年和 10 年时，ASC 患者的累计术后生存率分别为 25.4% 和 19.2%。另一项研究，Nakagawa 回顾了 30 例接受 ASC 切除的患者，结果患者的 5 年和 10 年累积术后生存率分别为 42.5% 和 39.1%。在此研究中，病理分期为 ⅠA~ⅡB 的 ASC 患者的累积生存率与ⅢA 期的 AC 或 SC 患者相似。

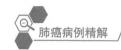
ASC 患者的肿瘤分级较高（Ⅲ级和Ⅳ级），淋巴结阳性的发病率高于 SC，但低于 AC。ASC 的解剖位置与 AC 和 SC 相似，ASC 肿瘤的平均大小小于 SC 肿瘤，但大于 AC。此外，与 AC 和 SC 相比，ASC 肿瘤的预后较差，对于早期疾病，与 AC 和 SC 相比，ASC 患者的 5 年生存率显著降低，与 SC 和 AC 相比，ASC 是死亡的一个重要危险因素。

一些研究已经确定了在 ASC 肿瘤中存在于原发性腺癌相同的表皮生长因子受体（epidermal growth factor receptor，EGFR）异常。Ohtsuka 在 4 例 ASC 患者中的 2 例中发现了 EGFR 酪氨酸激酶域基因突变，而在 24 例鳞癌患者中没有发现 1 例突变。Kang 同时在 ASC 肿瘤的 AC 和 SC 组中发现了相同的 *EGFR* 突变。这些 ASC 患者的 *EGFR* 突变的频率与纯 AC 患者相似。

总之，对 ASC 的临床和病理特点进行回顾后，我们可以发现，ASC 是一种罕见的肿瘤，并证实了 ASC 表现出明显的临床行为，其预后比 AC 和 SC 差。与单一组织学 AC 和 SC 相比，早期 ASC 患者的生存率较低表明应进行更多关于辅助化疗或靶向分子治疗的临床试验。

病例点评

ASC 是一种非常罕见的肿瘤，其发病率占所有肺癌的 0.3% ~ 5.0%，并且是一种罕见的肺癌，根据最新的 WHO 肿瘤分类标准，它被定义为"一种同时显示鳞状细胞癌和腺癌成分的癌，每种成分至少占肿瘤的 10%"。由于其较为罕见，目前尚无大宗的临床相关研究发表，故无法从中得出明确的临床结论。

研究发现①ASC 手术时分期较高；②ASC 术后淋巴结转移的发

生率高于腺癌和鳞癌；③ASC 术后预后较腺癌和鳞癌差：Ⅰ期 ASC 术后预后与ⅢA 期腺癌或鳞癌相似；④超过一半的 ASC 患者在术后 1~2 年出现远处转移；⑤即使在早期 ASC 中也更频繁地观察到脑转移；⑥术后辅助性铂基化疗（甚至在Ⅰ期患者中）是能够降低远处转移发生风险的唯一有效因素。

ASC 具有很高的侵袭性表现，其淋巴结转移比例较高，平均病理学分期也较晚，远处转移患者较多，且术后发生远处转移时间较短。最常见的转移位置为脑转移，所以围术期的全脑放疗十分重要，即使早期患者也应行放疗，术后的铂基化疗十分重要，能够明显改善患者生存期，我们建议应该对所有分期的 ASC 进行标准方案的化疗。若患者已出现远处转移，患者的生存期一般很短，即使复发病灶被积极手术切除或行放化疗等，其平均生存期一般只能达到 6~10 个月。

ASC 的预后较差可能与一些原因有关。1991 年时，Takamori 提示腺癌和鳞状细胞癌占 ASC 的比例可以解释其生物学侵袭性的原因，但在组间并没有发现统计学意义的差异，Shimizu 在 1996 年也观察到了同样的结果。与这些作者相比，最近，Gawrychowski 观察到，在两种 ASC 组织成分中具有平衡的患者比其中一种成分占优势的患者有更好的预后。我们无法证明两种成分中的一种占优势意味着预后较差，我们相信这些结论可能只能通过前瞻性多中心研究得出。

总之，肺 ASC 是一种罕见的侵袭性肿瘤。多学科的方法（手术、化疗和放疗）可以提高患者的生存率，否则即使在早期彻底切除肿瘤的情况下，其预后仍然很差。

参考文献

1. SHIMIZU J, ODA M, HAYASHI Y, et al. A clinicopathologic study of resected cases

of adenosquamous carcinoma of the lung. Chest, 1996, 109 (4): 989 – 994.

2. RIQUET M, PERROTIN C, LANG – LAZDUNSKI L, et al. Do patients with adenosquamous carcinoma of the lung need a more aggressive approach? J Thorac Cardiovasc Surg, 2001, 122 (3): 618 – 619.

3. URAMOTO H, YAMADA S, HANAGIRI T. Clinicopathological characteristics of resected adenosquamous cell carcinoma of the lung: risk of coexistent double cancer. J Cardiothorac Surg, 2010, 5 (1): 92.

4. GAWRYCHOWSKI J, BRULINSKI K, MALINOWSKI E, et al. Prognosisand survival after radical resection of primary adenosquamous lung carcinoma. Eur J Cardiothorac Surg, 2005, 27 (4): 686 – 692.

5. MAEDA H, MATSUMURA A, KAWABATA T, et al. Adenosquamous carcinoma of the lung: surgical results as compared with squamous cell and adenocarcinoma cases. Eur J Cardiothorac Surg, 2012, 41 (2): 357 – 361.

6. COOKE D T, NGUYEN D V, YANG Y, et al. Survival comparison of adenosquamous, squamous cell, and adenocarcinoma of the lung after lobectomy. Ann Thorac Surg, 2010, 90 (3): 943 – 948.

7. NAKAGAWA K. Poor prognosis after lung resection for patients with adenosquamous carcinoma of the lung. Ann Thorac Surg, 2003, 75: 1740 – 1744.

8. FILOSSO P L, RUFFINI E, ASIOLI S, et al. Adenosquamous lung carcinomas: a histologic subtype with poor prognosis. Lung Cancer, 2011, 74 (1): 25 – 29.

笔记

生率高于腺癌和鳞癌；③ASC 术后预后较腺癌和鳞癌差：Ⅰ期 ASC 术后预后与ⅢA 期腺癌或鳞癌相似；④超过一半的 ASC 患者在术后 1～2 年出现远处转移；⑤即使在早期 ASC 中也更频繁地观察到脑转移；⑥术后辅助性铂基化疗（甚至在Ⅰ期患者中）是能够降低远处转移发生风险的唯一有效因素。

ASC 具有很高的侵袭性表现，其淋巴结转移比例较高，平均病理学分期也较晚，远处转移患者较多，且术后发生远处转移时间较短。最常见的转移位置为脑转移，所以围术期的全脑放疗十分重要，即使早期患者也应行放疗，术后的铂基化疗十分重要，能够明显改善患者生存期，我们建议应该对所有分期的 ASC 进行标准方案的化疗。若患者已出现远处转移，患者的生存期一般很短，即使复发病灶被积极手术切除或行放化疗等，其平均生存期一般只能达到 6～10 个月。

ASC 的预后较差可能与一些原因有关。1991 年时，Takamori 提示腺癌和鳞状细胞癌占 ASC 的比例可以解释其生物学侵袭性的原因，但在组间并没有发现统计学意义的差异，Shimizu 在 1996 年也观察到了同样的结果。与这些作者相比，最近，Gawrychowski 观察到，在两种 ASC 组织成分中具有平衡的患者比其中一种成分占优势的患者有更好的预后。我们无法证明两种成分中的一种占优势意味着预后较差，我们相信这些结论可能只能通过前瞻性多中心研究得出。

总之，肺 ASC 是一种罕见的侵袭性肿瘤。多学科的方法（手术、化疗和放疗）可以提高患者的生存率，否则即使在早期彻底切除肿瘤的情况下，其预后仍然很差。

参考文献

1. SHIMIZU J, ODA M, HAYASHI Y, et al. A clinicopathologic study of resected cases

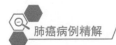
肺癌病例精解

中国医学临床百家

of adenosquamous carcinoma of the lung. Chest, 1996, 109 (4): 989 – 994.

2. RIQUET M, PERROTIN C, LANG – LAZDUNSKI L, et al. Do patients with adenosquamous carcinoma of the lung need a more aggressive approach? J Thorac Cardiovasc Surg, 2001, 122 (3): 618 – 619.

3. URAMOTO H, YAMADA S, HANAGIRI T. Clinicopathological characteristics of resected adenosquamous cell carcinoma of the lung: risk of coexistent double cancer. J Cardiothorac Surg, 2010, 5 (1): 92.

4. GAWRYCHOWSKI J, BRULINSKI K, MALINOWSKI E, et al. Prognosisand survival after radical resection of primary adenosquamous lung carcinoma. Eur J Cardiothorac Surg, 2005, 27 (4): 686 – 692.

5. MAEDA H, MATSUMURA A, KAWABATA T, et al. Adenosquamous carcinoma of the lung: surgical results as compared with squamous cell and adenocarcinoma cases. Eur J Cardiothorac Surg, 2012, 41 (2): 357 – 361.

6. COOKE D T, NGUYEN D V, YANG Y, et al. Survival comparison of adenosquamous, squamous cell, and adenocarcinoma of the lung after lobectomy. Ann Thorac Surg, 2010, 90 (3): 943 – 948.

7. NAKAGAWA K. Poor prognosis after lung resection for patients with adenosquamous carcinoma of the lung. Ann Thorac Surg, 2003, 75: 1740 – 1744.

8. FILOSSO P L, RUFFINI E, ASIOLI S, et al. Adenosquamous lung carcinomas: a histologic subtype with poor prognosis. Lung Cancer, 2011, 74 (1): 25 – 29.

98

生率高于腺癌和鳞癌；③ASC 术后预后较腺癌和鳞癌差：Ⅰ期 ASC 术后预后与ⅢA 期腺癌或鳞癌相似；④超过一半的 ASC 患者在术后 1 ~ 2 年出现远处转移；⑤即使在早期 ASC 中也更频繁地观察到脑转移；⑥术后辅助性铂基化疗（甚至在Ⅰ期患者中）是能够降低远处转移发生风险的唯一有效因素。

ASC 具有很高的侵袭性表现，其淋巴结转移比例较高，平均病理学分期也较晚，远处转移患者较多，且术后发生远处转移时间较短。最常见的转移位置为脑转移，所以围术期的全脑放疗十分重要，即使早期患者也应行放疗，术后的铂基化疗十分重要，能够明显改善患者生存期，我们建议应该对所有分期的 ASC 进行标准方案的化疗。若患者已出现远处转移，患者的生存期一般很短，即使复发病灶被积极手术切除或行放化疗等，其平均生存期一般只能达到 6 ~ 10 个月。

ASC 的预后较差可能与一些原因有关。1991 年时，Takamori 提示腺癌和鳞状细胞癌占 ASC 的比例可以解释其生物学侵袭性的原因，但在组间并没有发现统计学意义的差异，Shimizu 在 1996 年也观察到了同样的结果。与这些作者相比，最近，Gawrychowski 观察到，在两种 ASC 组织成分中具有平衡的患者比其中一种成分占优势的患者有更好的预后。我们无法证明两种成分中的一种占优势意味着预后较差，我们相信这些结论可能只能通过前瞻性多中心研究得出。

总之，肺 ASC 是一种罕见的侵袭性肿瘤。多学科的方法（手术、化疗和放疗）可以提高患者的生存率，否则即使在早期彻底切除肿瘤的情况下，其预后仍然很差。

参考文献

1. SHIMIZU J, ODA M, HAYASHI Y, et al. A clinicopathologic study of resected cases

of adenosquamous carcinoma of the lung. Chest, 1996, 109 (4): 989 – 994.

2. RIQUET M, PERROTIN C, LANG – LAZDUNSKI L, et al. Do patients with adenosquamous carcinoma of the lung need a more aggressive approach? J Thorac Cardiovasc Surg, 2001, 122 (3): 618 – 619.

3. URAMOTO H, YAMADA S, HANAGIRI T. Clinicopathological characteristics of resected adenosquamous cell carcinoma of the lung: risk of coexistent double cancer. J Cardiothorac Surg, 2010, 5 (1): 92.

4. GAWRYCHOWSKI J, BRULINSKI K, MALINOWSKI E, et al. Prognosisand survival after radical resection of primary adenosquamous lung carcinoma. Eur J Cardiothorac Surg, 2005, 27 (4): 686 – 692.

5. MAEDA H, MATSUMURA A, KAWABATA T, et al. Adenosquamous carcinoma of the lung: surgical results as compared with squamous cell and adenocarcinoma cases. Eur J Cardiothorac Surg, 2012, 41 (2): 357 – 361.

6. COOKE D T, NGUYEN D V, YANG Y, et al. Survival comparison of adenosquamous, squamous cell, and adenocarcinoma of the lung after lobectomy. Ann Thorac Surg, 2010, 90 (3): 943 – 948.

7. NAKAGAWA K. Poor prognosis after lung resection for patients with adenosquamous carcinoma of the lung. Ann Thorac Surg, 2003, 75: 1740 – 1744.

8. FILOSSO P L, RUFFINI E, ASIOLI S, et al. Adenosquamous lung carcinomas: a histologic subtype with poor prognosis. Lung Cancer, 2011, 74 (1): 25 – 29.

笔记

016
胸部 Castleman 病的
治疗经验分享一例

病历摘要

患者女性，46 岁，无吸烟史。主因胸闷喘憋 6 个月，体检发现右侧胸腔占位 20 余天入我院。

入院完善相关检查，行胸部 CT（图 16 - 1）提示右上叶纵隔旁巨大肿块影，大小约 9.1 cm×8.7 cm，于纵隔分界不清，增强扫描不均匀强化，内见多发低密度区，考虑肺癌可能性大。纵隔 1R、4R 区肿大淋巴结。胸部 MR 增强提示右肺上叶团块状肿物，侵入纵隔与气管右壁分界不清。支气管镜未见明显异常改变。故患者于2018 年 8 月 21 日于全麻下行右前纵隔肿物切除术，术中见肿物位于右前上纵隔，紧贴气管壁右侧壁、上腔静脉后外侧壁，并深入纵隔第 2 组、第 4 组淋巴结区域内。肿瘤表面血运丰富，较粗的

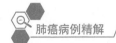
静脉回流入上腔静脉，以血管结扎夹结扎后离断，沿肿瘤周围组织间隙完整切除，术后患者恢复好。术后病理：结节状肿物，大小为 9.5 cm×5.0 cm×6.0 cm，表面包膜完整，病变符合巨大淋巴结增生症。免疫组化结果：CK7（−），P40（−），CD3（+），CD20（+），TDT（+），CD10（个别+），CD21（+），CD31（−），CD31（血管+），CD34（血管+），CD30（−）。

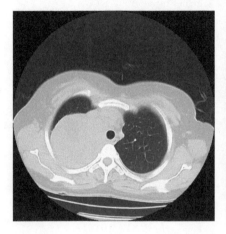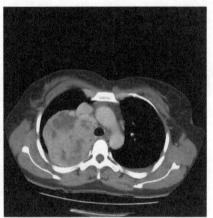

图 16−1　胸部 CT

病例分析

　　Castleman 病（Castleman's disease，CD）又称巨大淋巴结增生症或血管滤泡性淋巴细胞增生，是一种原因不明的非克隆反应性淋巴结病，最早报道于 1954 年，发病率低，临床表现复杂，多数为良性疾病，但可伴多器官、多系统异常，严重者可导致多器官功能障碍，是一种罕见的淋巴结增生性疾病。其病因可能与慢性炎症刺激、病毒感染、自身免疫和细胞因子调节异常等有关，确诊主要依赖于病理组织检查及淋巴结活检。

　　CD 发病率低，美国发病率约 21/100 万，无性别差异，儿童、成人均可发病，但好发年龄为 30 ~ 40 岁。人们通常在健康体检中的影像学检查中发现病变。根据发病部位分局灶型（unicentric CD，UCD）和多中心型（multicentric CD，MCD）。

UCD一般认为无明显诱因、孤立发生的反应性淋巴结增生。而MCD研究发现人类疱疹病毒8型（human herpes virus 8，HHV - 8）/卡波西肉瘤相关病毒感染与其发病密切相关，尤其对于人类免疫缺陷病毒（human immunodeficiency virus，HIV）阳性的患者。然而MCD患者并不都合并HHV - 8或HIV感染，该类型又称特发性MCD，其病因仍未清楚，可能与未知抗原、自身抗体、基因突变、甚至癌前病变有关。细胞因子白介素 - 6（interleukin - 6，IL - 6）是B细胞分泌的刺激因子，IL - 6过度分泌在CD发病中起着重要的作用，在CD患者的血清、淋巴滤泡病灶中可检测到大量IL - 6表达，且其升高的水平与患者临床症状轻重有关，经治疗后随着血清IL - 6水平下降，症状逐渐好转，因此IL - 6可能参与CD的发病过程。

CD突出的临床表现为全身无痛性的淋巴结肿大，伴或不伴全身症状（包括发热、减重、中度贫血、肝脾肿大、高免疫球蛋白血症、低蛋白血症、甲状腺功能减退、肾病综合征、干燥综合征及POEMS综合征等多系统受累）。CD可出现在全身任何部位，胸部最为常见，尤其是纵隔，颈、腹部次之，近年来出现一些罕见部位的病例报道，包括眼部、胸膜、咽部、胰腺、神经系统等。UCD以透明血管型最多见（占90%以上），MCD表现为多部位淋巴结肿大，并累及外周淋巴结，有多器官、多系统、多部位受累的表现。UCD临床症状轻微，多无症状或仅有局部压迫症状，常于体检时发现增生的淋巴结，实验室检查异常较少，部分出现全身症状的患者，增生淋巴结多位于深部。MCD患者全身症状较明显，既包括发热、盗汗、体重减轻等B细胞相关症状，也包括淋巴结肿大、肝脾肿大等淋巴结病相关症状，更严重者可见炎症性血管渗漏综合征，导致多浆膜腔积液，口腔溃疡、皮肤溃疡的发生率也相对较高。MCD患者的实验室检查除免

笔记

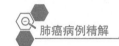

疫球蛋白升高、低白蛋白血症、急性期反应物升高外，也可出现自身抗体、类风湿因子水平升高。此外贫血也较常见，既可以是自身免疫性溶血性贫血，也可是 IL-6 致铁调素失调的缺铁性贫血。

CD 的影像学检查缺乏特异性，在 X 线片上，病灶表现为软组织团块影，偶见分支状或斑点状钙化影，CT 表现为软组织密度影，密度均匀或不均匀，边界清晰，钙化影多位于中心区，呈分支状或斑点状。在 PET 检查上，典型的 UCD 通常表现为较低的 FDG 代谢，有助于与恶性肿瘤、某些感染和炎症性病变的显著高代谢病变鉴别，而 MCD 可呈多部位低至中等程度代谢，不易与淋巴瘤鉴别。

由于 CD 临床特征复杂多变，诊断主要依靠病理活检。根据临床分型采取不同治疗，UCD 以手术为主，MCD 需综合治疗。目前尚无统一、标准的治疗方案，治疗主要包括手术治疗、放疗、药物及单克隆抗体的治疗。MCD 预后较差，中位生存期为 14～30 个月，严重感染、多脏器功能衰竭及向恶性肿瘤（特别是非霍奇金淋巴瘤）转化是该类患者死亡的主要原因。近年来，抗 CD20 单抗或抗 IL-6 受体的单抗单药或联合化疗 MCD 已成为研究的热点。单中心型治疗较为简单，一般以手术切除为主，预后较好，多可治愈。国内的研究也提示单中心型 CD 患者手术治疗效果较好，亦有报道放疗可取得较好疗效。利妥昔单抗是第一个被批准用于临床治疗非霍奇金淋巴瘤的单克隆抗体，由于对 CD 发病机制的认识，目前也应用于 CD 的治疗，联合应用单克隆抗体（利妥昔单抗）治疗 CD 可能是一个发展的趋势。另外，一些抗血管生成的药物，目前也应用于临床上的治疗，泼尼松或其他皮质醇类激素能迅速改善临床症状，缓解淋巴结肿大及实验室检查指标异常，当激素减量或中断治疗时，病情可能复发，罕见长期缓解的病例。长期应用激素会增加致命性细菌感染的发生率，建议在病情迅速进展，尚未制订确切的治疗方案时，可短期应用。

病例点评

Castleman病又名血管滤泡性淋巴组织增生或者巨大淋巴结增生症，是一种以不典型淋巴组织和小血管瘤样增生为主要特点的疾病，临床上比较少见。其临床表现复杂，容易误诊。早期控制淋巴结增生可以缓解症状，减轻器官功能损伤，特别是对多中心型患者。临床上遇到疑似病例时可行病理检查，以及完善影像学检查，以提高诊治水平。Castleman病的治疗目前尚无统一、标准的治疗方案，目前的治疗主要包括手术治疗、放疗、药物及单克隆抗体的治疗。

参考文献

1. MUNSHI N, MEHRA M, VANDEVELDE H, et al. Use of a claims database to characterize and estimate the incidence of Castleman's disease. Leuk Lymphoma, 2015, 56 (5)：1252 - 1260.

2. TALAT N, BELGAUMKAR A P, SCHULTE K M. Surgery in Castleman's disease：a systematic review of 404 published case. Ann Surg, 2012, 255 (4)：677.

3. GUIHOT A, OKSENHENDLER E, GALICIER L, et al. Multicentric Castleman's disease is associated with polyfunctional effector memory HHV - 8 - specific CD8 + T cells. Blood, 2008, 111 (3)：1387.

4. FAJGENBAUM D C, VAN RHEE F, NABEL C S. HHV - 8 negative, idiopathic multicentric Castleman's disease：novel insights into biology, pathogenesis, and therapy. Blood, 2014, 123 (19)：2924.

5. DISPENZIERI A, ARMITAGE J O, LOE M J, et al. The clinical spectrum of Castleman's Disease. Am J Hematol, 2012, 87 (11)：997.

6. 董玉君，王仁贵，陈喜雪，等. Castleman病临床及病理类型与合并症关系分析：单中心大宗病例观察. 中华血液学杂志, 2009, 30 (4)：257.

7. MUSKARDIN T W, PETERSON B A, MOLITOR J A. Castleman's disease and associated autoimmune disease. Curr Opin Rheumatol, 2012, 24 (1)：76.

017

软骨肉瘤肺转移多次
手术治疗分享一例

📋 病历摘要

　　患者男性，19 年前因耻骨软骨肉瘤行肿物切除，右髋关节置换，未行辅助放化疗，术后例行复查随诊。患者于术后 8 年发现双肺双发肿物（全身分期检查未见肺外转移病灶），并于外院行双肺肿物切除（胸腔镜分期手术，双肺楔形切除），术后病理（双肺肿物）均为软骨肉瘤转移。术后未行辅助治疗。

　　患者于术后 11 年复查，再次发现右肺下叶外基底段新发肿物（大小为 3 cm×2 cm，可见边缘分叶，全身分期检查未见肺外转移病灶），于我院行胸腔镜右肺下叶楔形切除术，术后病理（右肺下叶肿物）为转移性软骨肉瘤大小为 2.7 cm×2.5 cm×2.5 cm，未侵犯脏层胸膜，切缘未见肿瘤残留。

患者于术后 13 年复查，再次发现右肺下叶新发肿物（全身分期检查未见肺外转移病灶），大小为 2.9 cm×2.2 cm，边缘光滑。患者术前经 CT 引导下定位，行胸腔镜右肺下叶肿物切除，术后病理为转移性软骨肉瘤，大小为 4 cm×3 cm×2 cm。

患者于术后 14 年检查发现左肺上叶舌段新发肿物，大小为 1.3 cm×1.0 cm，于我院行胸腔镜左肺上叶楔形切除术，术后病理为转移性软骨肉瘤，肿物大小为 2 cm×1 cm。

患者于术后 16 年发现右侧骶髂关节、髋臼及股骨上段病变，考虑为肿瘤复发，患者于外院行微波治疗。

患者于术后 17 年检查发现双肺新发病灶 3 处，左肺两处（其中 1 处为微小结节），右肺下叶 1 处，于我院分期行介入治疗（射频消融术）。

患者于术后 18 年检查发现骶骨转移病灶，于外院行切除手术。

患者于术后 19 年发现原左肺微小结节明显增大（全身分期检查未见其他病灶），于我院行射频消融治疗。至今患者随访健在。

病例分析

肉瘤是一大类起源于间叶组织的恶性肿瘤的统称，仅占所有恶性肿瘤疾病的 1%，而且不同病理类型的肿瘤间异质性强，主要分为软组织肉瘤及骨肉瘤。肉瘤容易发生肺转移，Pastorino 根据国际肺癌转移登记结果统计，肉瘤肺转移病例占所有肺转移病例的 42%。Billingsley 则报道 20% 的软组织肉瘤和 40% 的骨肉瘤患者在病程中会出现肺转移，其中 19% 的病例仅发生肺转移；其中最易发生转移的是骨肉瘤，其次是滑膜肉瘤和脂肪肉瘤。

化疗是治疗肉瘤肺转移的规范方案，但效果有限，仅进行化疗

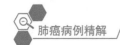
通常并不能改善疾病预后。相比之下，选择对部分可切除病例进行手术治疗则可获得长期生存获益，5 年生存率可达 15.0%~50.9%。尽管缺乏最终有效的循证医学证据，但对于软组织肉瘤肺转移手术的必要性得到 MD Anderson 与 Memorial Sloan - Kettering Cancer Centers 联合研究的证实，同时其花费 - 收益比明显优于化疗。Marulli 总结称，制订此类患者治疗方案，应合理安排手术、化疗及局部治疗手段，需要胸外科、肿瘤科、放疗科在内的多学科协作（multi - disciplinary team，MDT）。根治性是手术治疗的首要前提，也是决定长期生存的关键因素，推荐切除边缘距肿物 0.5~1.0 cm，对于中央型肿物及胸膜受侵病灶，应尽量扩大切除范围以达到根治。肉瘤肺转移切除术后约 64% 患者将再次发生肺转移，这也是肉瘤疾病进展的常见模式，由于相对较少的其他脏器远处转移概率，相对于上皮源性肿瘤，肉瘤患者有机会接受再次手术切除，对于适应证选择恰当的病例，再次手术可以提高 5 年生存率，再次手术的关键同样在于手术根治性，是否到达根治，其疾病特异生存率有显著差异（51 个月 *vs.* 6 个月）。肉瘤肺转移同时极少发生纵隔/肺门淋巴结侵犯，除了横纹肌肉瘤、滑膜肉瘤及上皮样肉瘤外，因此常规淋巴结切除并不能改善预后，也不作为常规推荐。

肉瘤肺转移将影响患者预后生存，未经有效治疗病例总生存期仅为 6~11 个月。关于预后生存的预测指标，与其他肺转移癌一样，无疾病间歇期（disease - free interval，DFI）、完整切除、转移肿瘤数量、病理分级（Ⅰ~Ⅲ级）、原发疾病的组织学特征及转移特征都是预测指标。通过系统的文献复习，DFI 是重要的预后指标，cut - off 值在 12~30 个月。除此之外，患者年龄增大对于预后的不良影响也得到欧洲软组织肿瘤学组多中心数据的证实。

病例点评

1. 早在 1965 年 Thomford 就提出手术适应证：可完整切除所有已知病灶；耐受全麻及呼吸功能；原发病灶有效控制；除胸腔外转移病灶。随着 PET 技术应用，隐匿的肺外转移病灶更易发现，但由于缺乏有效的药物治疗，有学者主张对于部分存在肺外转移的病例仍然可以采取手术切除，但预后生存将受影响。此时，应综合考虑非手术治疗的收益、风险，而对于手术适应证应经过 MDT 讨论决定。

2. 对于手术操作，强调微创手术（VATS）及保留正常肺组织的重要性。由于转移癌术后复发率居高，上述两点将为再次手术提供条件。转移病灶多属周围型，肺楔形切除和肺段切除都列于首选。除手术外局部治疗还包括，如射频消融（radiofrequency ablation，RFA）和立体定位放疗技术（stereotactic body radiation therapy，SBRT）治疗。对于手术时机的选择目前尚有争议，部分学者认为发现转移尽快切除，而部分学者认为适当的观察利于发现隐匿的多处病灶，观察肿瘤倍增时间和术中探查微小病灶。

3. 化疗总体对于肉瘤治疗效果差，Memorial Sloan – Kettering Cancer Center 的研究数据显示，即使在考虑到倾向指数和选择偏差的前提下，统计学结果仍显示围术期化疗并不能带来生存获益。新辅助化疗更大的意义在于观察肿瘤对于药物的敏感性、预测预后及评估肿瘤侵袭程度，尤其对于 DFI 较短患者，通过新辅助化疗时间窗监测肿瘤进展情况及评估手术治疗对于生存获益的影响；而术后辅助化疗只适用于部分高度恶性的肉瘤病例。

4. 部分学者如 Treasure 曾提出肉瘤肺转移手术切除可改善预

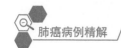
后可能与肉瘤转移方式有关，因此多期手术依然可以达到根治切除，此时应强调胸腔镜手术的重要性，很多学者，如 Gossot 均证实对于肺转移癌切除效果，胸腔镜手术等同于开胸手术。但由于不能手工探查，对于多次手术后胸腔严重粘连的患者，术前定位技术，如 hook wire 定位将极大利于术中操作。

参考文献

1. MARULLI G, MAMMANA M, COMACCHIO G, et al. Survival and prognostic factors following pulmonary metastasectomy for sarcoma. J Thorac Dis, 2017, 9 (12): 1305－1315.

2. PASTORINO U. Long－term results of lung metastasectomy: prognostic analyses based on 5206 cases. J Thorac Cardiovasc Surg, 1997, 113 (1): 37－49.

3. BILLINGSLEY K G, BURT M E, JARA E, et al. Pulmonary metastases from soft tissue sarcoma: analysis of patterns of diseases and postmetastasis survival. Ann Surg, 1999, 229 (5): 602－612.

4. TREASURE T, FIORENTINO F, SCARCI M, et al. Pulmonary metastasectomy for sarcoma: a systematic review of reported outcomes in the context of Thames Cancer Registry Data. BMJ Open, 2012, 2 (5): 001736.

5. THOMFORD N R. The Surgical treatment of metastatic tumors in the lung. J Thorac Cardiovasc Surg, 1965, 49: 357－363.

6. GOSSOT D, RADU C, GIRARD P, et al. Resection of pulmonary metastases from sarcoma: can some patients benefit from a less invasive approach? The Ann Thorac Surg, 2009, 87 (1): 0－243.

018
直肠癌肺转移手术治疗
经验分享一例

病历摘要

患者男性，57岁，主诉：直肠癌术后复查发现右肺中叶结节15个月，随诊明显增大。2018年10月就诊于我院。

体格检查未见显著异常（浅表淋巴结未触及肿大），呼吸系统查体无阳性体征。

18年前于外院行腰部纤维肉瘤切除术，术后行辅助放疗；9年前于外院行垂体瘤切除术；1年前于外院行上肢良性肿瘤切除术；1年余前新辅助放化疗后行直肠癌根治术（术后病理为ypT2N0），术后辅助化疗6个周期（XELOX方案）。

患者于15个月前直肠癌围术期检查发现右肺中叶斜裂胸膜旁可见实性肿物，2017年7月胸部CT（图18-1）：右肺中叶斜裂旁

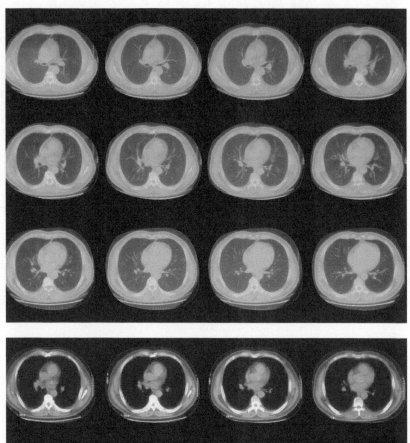

图 18-1　2017 年 7 月胸部 CT

实性结节，大小为 1.2 cm×1.1 cm，边界清晰，转移不除外；同期
PET/CT 可见结节最大 SUV 3.6，考虑转移可能大（寡转移病灶）；
患者同步新辅助放化疗诱导治疗后行直肠癌根治手术，术后定期复查随诊肺内结节（图 18 - 2，图 18 - 3），至 2018 年 10 月可见肿物较前明显增大，胸部 CT：右肺中叶斜裂旁实性结节较前增大，现大小为 2.3 cm × 2.3 cm；复查全身 PET/CT 可见右肺中叶结节最大

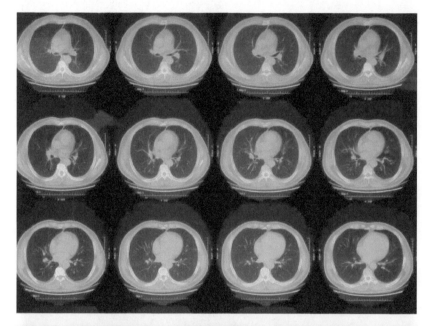

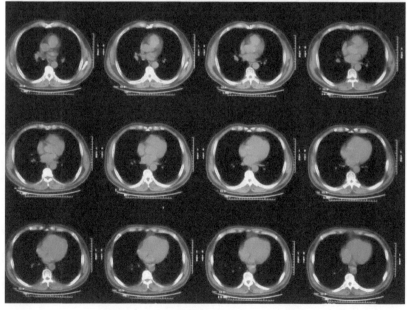

图 18 - 2　2018 年 5 月随诊胸部 CT

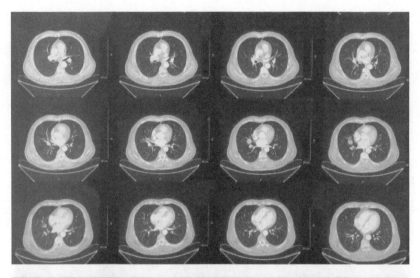

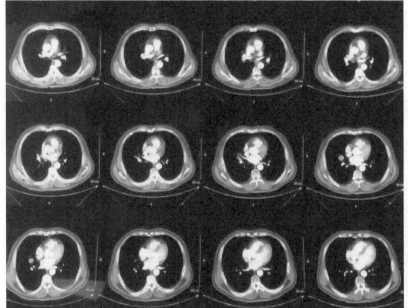

图 18 - 3 2018 年 10 月随诊胸部 CT

SUV 7.9，考虑恶性，转移可能大（寡转移病灶）。支气管镜活检拟明确病理类型，但管腔内未见病灶；进一步行超声支气管镜（endobronchial ultrasound - guided，EBUS）穿刺活检，但病理未见恶性肿瘤依据。

考虑病灶随诊明显增大，同时病灶 PET/CT 摄取明显异常，分期检查除外其他转移病灶存在，病灶位于肺门，局部切除困难，经MDT 会诊，建议胸外科行右肺中叶切除。术后病理：中分化腺癌，结合病史及形态，符合直肠癌转移，大小为 3.0 cm×2.5 cm×2.0 cm，肿瘤未侵犯脏层胸膜，未见脉管癌栓及神经侵犯（纵隔及肺门活检淋巴结未见转移）。术后患者转至消化肿瘤科辅助治疗。

🔬 病例分析

患者于 15 个月前直肠癌首诊时即同期发现右肺中叶肿物，性质待定。直肠癌原发病灶经术前新辅助放化疗评效 PR，同时肺内肿物评效 SD；术后患者经 6 个周期辅助化疗，定期复查胸部 CT 肿物同样未见明显变化。随后肺内病灶于随诊观察中明显增大，PET/CT检查同时提示最大 SUV 逐渐升高，考虑肺内恶性疾病可能大（单发病灶）。鉴于患者既往多重原发恶性肿瘤病史，如纤维肉瘤及直肠癌，尽管影像学考虑肺内寡转移可能性大，但此时仍缺乏明确病理诊断。疾病属于肺原发恶性肿瘤或是寡转移癌将影响手术方案及辅助治疗。综合考虑，由于肿物位置并不适合行 CT 引导穿刺活检，因此行支气管镜检查但管腔内未见病灶，进一步行 EBUS 穿刺活检，但病理未见恶性肿瘤依据，综合术前检查，患者术前诊断为右肺中叶肿物，转移可能大。患者经 MDT 联合会诊，建议胸外科行手术治疗，根据术后病理辅助治疗。考虑到病灶位于右肺中叶斜裂胸膜旁（中央型肿物），中叶楔形切除难以获得 R0 切除，根治性手术方式为肺叶切除术，同时酌情行纵隔肺门淋巴结清扫。

Gonzalez 报道 50% 结直肠癌（colorectal cancer，CRC）于首诊或随诊过程中存在远处转移，肺是转移最常发生的靶器官之一，占5%～15%。为使肺转移患者获得长期生存，目前肺转移癌手术切除

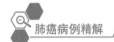
已经普遍采用，Gonzalez 及 Al－Ameri 均报道 CRC 肺转移的手术患者 30%～55% 可以获得长期生存，部分患者 5 年生存率可达 60%。但肺转移癌患者存在明显异质性，关键在于筛选符合适应证的手术病例，改善预后并为患者带来长期生存获益。目前普遍认为从肿瘤学角度，符合肺转移癌手术的标准：①原发病灶可以或已经得到有效控制；②不存在不能有效控制的肺外转移病灶；③肺内病灶可以完整切除且不影响肺功能；④没有可替代的低风险治疗方案。部分因素预示着疾病预后良好，如肺内单发病灶，DFI 大于 3 年，CEA 水平正常。同时部分因素预示疾病预后不佳，如原发病灶控制不佳，存在肺外转移病灶，手术不能达到根治性及纵隔淋巴结转移。因此，在选择手术治疗时应综合考虑上述因素，慎重选择。

🗄 病例点评

1. 针对 CRC 肺转移癌进行手术只是肿瘤综合治疗的组成部分，患者是否生存获益，关键在于术前评估。据统计，超过 75% 肺转移病例同时存在肺外转移，仅 15%～25% 病例局限于肺内且符合手术适应证。PET/CT 可有效避免不必要的手术。

2. 目前普遍认为手术的根治性是决定疾病预后及长期生存率的主要因素。对于外周型肺转移病灶，通常采用楔形切除，切缘距肿瘤边缘尽量达到 1～2 cm，避免局部复发。若楔形切除难以达到根治效果，如本例患者，可选择性地进行解剖性肺叶切除，可以改善疾病特异性生存率和 DFS。

3. 对于术中是否需要行系统性淋巴结清扫目前尚无定论，但有报道证实，CRC 肺转移患者中 8.0%～23.6% 存在肺门－纵隔淋巴结转移，而淋巴结转移是预测预后不佳的高危因素。因此，对于部分患者选择性的进行淋巴结活检以明确 N 分期仍有意义。Higashiyama 则主张对于术中不能明确恶性肿瘤是否为原发或转移，如头颈部鳞状细胞癌、乳腺腺癌肺转移，应积极行淋巴结清扫。

参考文献

1. SHIONO S, ENDO M, SUZUKI K, et al. The prognostic value of positron emission tomography/computed tomography in pulmonary metastasectomy. J Thorac Dis, 2018, 10 (3): 1738 - 1746.

2. FOURNEL L, MARIA S, SEMINEL M, et al. Prognostic factors after pulmonary metastasectomy of colorectal cancers: a single - center experience. J Thorac Dis, 2017, 9 (12): 1259 - 1266.

3. PETRELLA F, DIOTTI C, RIMESSI A, et al. Pulmonary metastasectomy: an overview. J Thorac Dis, 2017, 9 (12): 1291 - 1298.

4. AMPOLLINI L, GNETTI L, GOLDONI M, et al. Pulmonary metastasectomy for colorectal cancer: analysis of prognostic factors affecting survival. J Thorac Dis, 2017, 9 (S12): S1282 - S1290.

5. HIGASHIYAMA M, TOKUNAGA T, NAKAGIRI T, et al. Pulmonary metastasectomy: outcomes and issues according to the type of surgical resection. Gen Thorac Cardiovasc Surg, 2015, 63 (6): 320 - 330.

6. NICHOLS F C. Pulmonary metastasectomy: role of pulmonary metastasectomy and type of surgery. Curr Treat Options Oncol, 2014, 15 (3): 465 - 475.

7. GUERRERA F, MOSSETTI C, CECCARELLI M, et al. Surgery of colorectal cancer lung metastases: analysis of survival, recurrence and re - surgery. J Thorac Dis, 2016, 8 (7): 1764 - 1771.

019

晚期肺腺癌伴胸膜播散转移应用 TKI 治疗经验分享一例

病历摘要

患者女性，44岁，主诉：体检发现左肺上叶肿物1个月。

体格检查未见阳性体征。

入院后完善相关辅助检查。胸部 CT（图 19-1～图 19-3）提示左肺上叶尖后段软组织肿物，大小为 2.2 cm×2.0 cm，内可见小空泡，边缘可见毛刺及胸膜牵拉，左肺胸膜下及叶间多发小结节，较大者为 5～6 mm，PET/CT 提示左肺上叶软组织肿物最大 SUV 8.74，考虑周围型肺癌，左肺多发小结节，最大 SUV 1.8，轻度代谢，可疑转移。支气管镜检查：各级支气管腔未见肿瘤，灌洗病理未见癌细胞。患者随后于我院行胸腔镜探查，术中见原发病灶位于左肺上叶后段，左肺脏层胸膜及壁层胸膜多发白色结节，活检

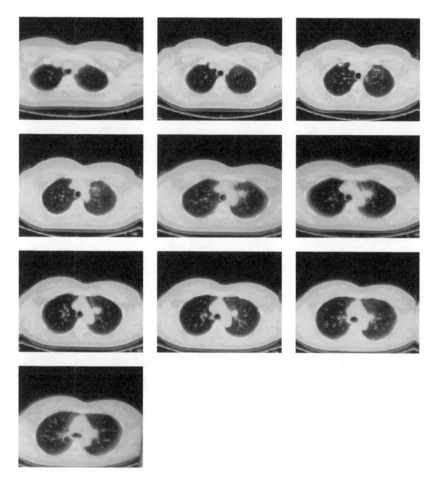

图 19 −1　左肺上叶原发腺癌

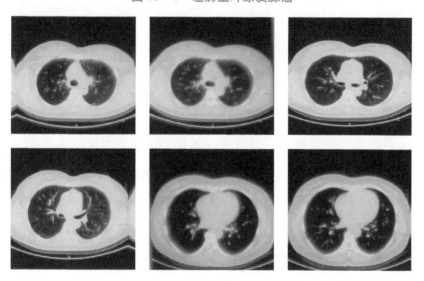

图 19 −2　肺内播散结节，术后病理证实为转移结节

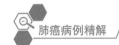
脏层及壁层胸膜结节，病理回报皆为腺癌，*EGFR* 基因检测可见 19 外显子突变。诊断为左肺上叶腺癌胸膜播散转移（M1a Ⅳ期）。

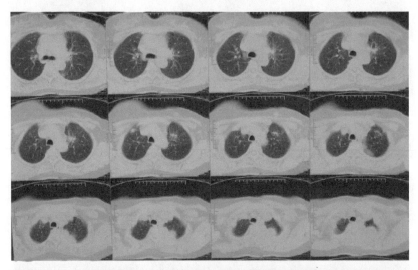

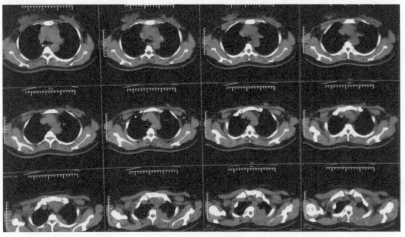

图 19-3　左肺上叶脊柱旁肿物

患者术后辅助 EGFR-TKI 靶向治疗，定期复查提示术后 40 个月内疾病无进展。后患者主诉胸背疼痛，骨扫描提示多发骨代谢旺盛，考虑骨转移瘤（胸骨、多发肋骨、脊柱多发）。患者加用帕米膦酸二钠，临床症状缓解。术后 46 个月例行胸部 CT 检查发现左乳肿物，活检病理为浸润性导管癌（Ⅱ级）；术后 52 个月检查发现左肺上叶尖段新发软组织肿物，侵犯肋骨；复查 PET/CT 提示（术中探查病灶）左肺上叶尖后段纵隔旁软组织结节，牵拉邻近胸膜，最大 SUV 2.4，大小为 1.4 cm×1.0 cm，符合治疗后改变；左侧胸膜转移病灶，左侧胸膜结节样增厚及软组织肿物形成，侵犯第 1、第 2 肋骨（新发病灶）（图 19-4，图 19-5），多发骨转移。穿刺活检新发肺病灶：低分化鳞癌 CK5/6（+），P63（+），CK7（散在+），TTF-1（-），NAPSIN-A（-），ER（-），PR（弱+），GATA-3（-），PAX-2（-），PAX-8（-），ALK-Ventana（-），ROS-1（-）。病理科考虑此病理结果与术中所见肺腺癌从组织形态及免疫组化均不相同，且 P63 和 CK5/6 明确为阳性，其余标志物为阴性，支持鳞癌诊断；首先考虑肺原发鳞癌，同时不能除外乳腺癌标本（穿刺标本）存在异质性，如化生癌可能。诊断为左肺上叶腺癌，胸膜播散转移；左肺上叶鳞癌；乳腺浸润性导管癌。

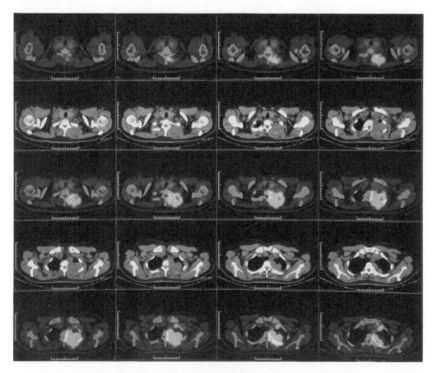

注：左侧胸膜可见结节样增厚及软组织肿块形成，伴放射性浓聚，侵及左侧第 1～第 2 肋骨。甲状腺双叶腺实质放射性摄取轻度不均匀增高

图 19-4 PET/CT 显示左肺上叶脊柱旁肿物

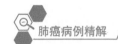
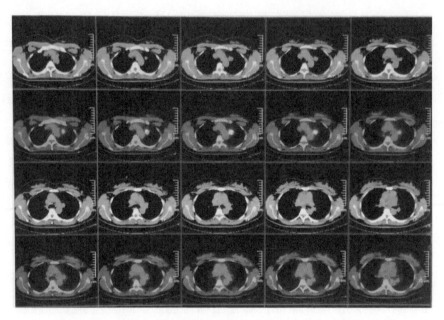

图 19 -5　左肺上叶第二原发鳞癌、术中所见腺癌病灶治疗后

经乳腺科、胸部肿瘤内科、放疗科及胸外科联合会诊，转科行放疗＋辅助化疗，综合考虑患者病情，化疗方案为紫杉醇＋顺铂。随访 70 个月，患者至今健在。

病例分析

患者术中探查证实存在胸膜播散转移，因此根据第 8 版 NCCN 指南，诊断为左肺上叶腺癌（M1a Ⅳa 期），*EGFR* 基因检测证实存在敏感突变。据 Fujiwara K 和 Wu S G 报道，对于晚期肺腺癌（Ⅲb/Ⅳ期）患者，*EGFR* 敏感突变检出率为 52.7%～83.0%，经 EGFR - TKI 治疗，预后优于辅助化疗；尤其是胸膜转移伴有胸腔积液病例（M1a 期），其 *EGFR* 敏感突变检出率更高，预后改善更加明显。Hwang 报道称，相对于其他脏器发生转移，对于存在 *EGFR* 敏感突变肺腺癌患者，EGFR - TKI 对于胸膜转移，尤其是伴随恶性胸腔积液患者治疗效果更好，临床缓解率更高，预后获益更大，其机制可能与局部血药浓度升高相关。本例患者靶向治疗后疾病无进展生存为40个月，对此作者建议参考文献报道及临床经验，对*EGFR*敏感突变，尤其伴有恶性胸腔积液病例，术后一线TKI靶向治疗。

患者随诊过程中发现多发骨转移病灶，随后发现左肺上叶软组织肿物形成并侵犯肋骨（Pancoast综合征），该病灶是原发肿瘤转移或第二原发癌对后续治疗方案制订及一线治疗药物评效至关重要，而此时影像资料甚至PET的作用均差强人意，病理活检是确诊唯一途径。据Ferguson M K报道，肺多重原发癌发生率为1%～7%。随着肺癌早诊技术突飞猛进，近年来临床确诊病例逐年增加。Rice则报道对于既往肺癌手术史的患者，序贯发生第二原发肺癌危险明显增高，发病风险每年增加1%～5%。当涉及治疗方案制订时，临床医师需谨记，判断肿物属于转移病灶、同期多原发肺癌或是序贯发生的重复癌。

Hwang于2016年回顾性分析EGFR－TKI治疗过程中仅发生骨转移的病例后发现：骨转移常发生在TKI治疗明确有效且预后生存明显获益的患者，尤其对于女性，PS评分好，疾病临床缓解明显患者。

🏥 病例点评

1. EGFR－TKI治疗可使部分存在敏感突变的晚期NSCLC患者获得长期生存获益，2018年多项研究均证实，术后辅助靶向治疗效果明显优于辅助化疗。据Chiang报道对于术中探查发现的肺腺癌胸膜播散转移病例，EGFR－TKI治疗明显延长5年OS，可作为一线

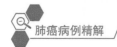
辅助治疗。

2. 鉴别诊断肺转移癌与第二原发癌对于制订治疗方案至关重要，病理诊断是唯一标准，Martini 和 Melamed 对于诊断多重原发肺癌制订严格的标准，需要除外肺内转移、淋巴结侵犯等诸多情况，部分患者诊断困难，甚至病理免疫组化、基因突变等并都不能完全区分，因此诊断多重原发癌需要谨慎。

3. 临床常见 EGFR - TKI 维持治疗有效患者出现骨转移，以及骨转移后继续 TKI 治疗仍可获得预后收益，此种现象可能与肿瘤病灶存在异质性有关，也有学者提出其机制可能与中枢神经系统耐药相似，是由于物理屏障导致血药浓度不足，此时 TKI 药物对于其他脏器的治疗作用依然有效，因此可酌情综合考虑，继续 TKI 药物治疗。

参考文献

1. FUJIWARA K, KIURA K, UEOKA H, et al. Dramatic effect of ZD1839（'Iressa'）in a patient with advanced non - small - cell lung cancer and poor performance status. Lung Cancer, 2003, 40（1）: 73 - 76.

2. WU S G, YU C J, TSAI M F, et al. Survival of lung adenocarcinoma patients with malignant pleural effusion. Eur Respir J, 2013, 41（6）: 1409 - 1418.

3. MASAGO K, TOGASHI Y, FUKUDO M, et al. Plasma and pleural fluid pharmacokinetics of erlotinib and its active metabolite OSI - 420 in patients with NSCLC with pleural effusion. Clin Lung Cancer, 2011, 12（5）: 307 - 312.

4. HWANG J A, LEE J Y, KIM W S, et al. Clinical implications of isolated bone failure without systemic disease progression during EGFR - TKI treatment. Clin Lung Cancer, 2016, S15257304416301346.

5. MITSUDOMI T, MORITA S, YATABE Y, et al. Gefitinib versus cisplatin plus docetaxel in patients with non - small - cell lung cancer harbouring mutations of the epidermal growth factor receptor（WJTOG3405）: an open label, randomised phase 3

trial. Lancet Oncol, 2010, 11 (2): 121 – 128.

6. ZHOU C, WU Y L, CHEN G, et al. Erlotinib versus chemotherapy as first – line treatment for patients with advanced EGFR mutation – positive non – small – cell lung cancer (OPTIMAL, CTONG – 0802): a multicentre, open – label, randomised, phase 3 study. Lancet Oncol, 2011, 12 (8): 735 – 742.

7. STERLING J A, EDWARDS J R, MARTIN T J, et al. Advances in the biology of bone metastasis: How the skeleton affects tumor behavior. Bone, 2011, 48 (1): 6 – 15.

8. FERGUSON M K, DEMEESTER T R, DESLAURIERS J, et al. Diagnosis and management of synchronous lung cancers. J Thorac Cardiovasc Surg, 1985, 89 (3): 378 – 385.

9. PAO W, KRIS M G, IAFRATE A J, et al. Integration of molecular profiling into the lung cancer clinic. Clin Cancer Res, 2009, 15 (17): 5317 – 5322.

10. RICE D, KIM H W, SABICHI A, et al. The risk of second primary tumors after resection of stage Ⅰ non small cell lung cancer. Ann Thrac Surg, 2003, 76 (4): 1001 – 1007.

笔记

020
不能分型的非小细胞肺癌
适用多靶点盐酸安罗替尼
治疗经验分享一例

📋 病历摘要

患者男性，74岁，主诉：间断咯血1个月。

患者1个月前无诱因开始间断出现咯血并痰中带血症状，每次咯血约数毫升，曾就诊于外院并行胸部CT检查（图20-1）发现左肺上叶不规则形肿物，大小约为0.5 cm×2.0 cm，纵隔窗软组织影呈条索状，患者于院外行抗感染治疗2周（左氧氟沙星＋头孢哌酮/舒巴坦）后临床症状无明显缓解。患者于抗感染结束后1周复查胸部CT（图20-2）提示左肺上叶病灶同前对比增大，现约为2.0 cm×4.0 cm，边缘可见新发毛刺、胸膜牵拉征。

支气管扩张40年，吸烟史40年（每日10支×40年）。

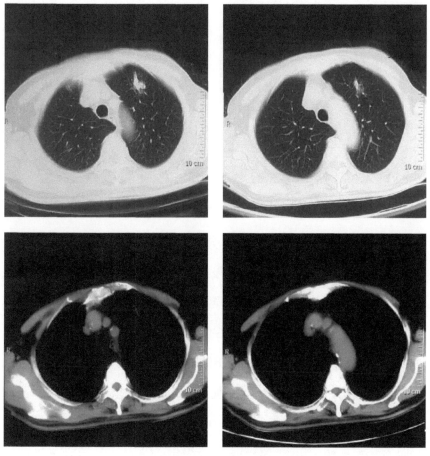

图 20 –1 胸部 CT

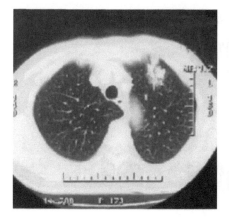
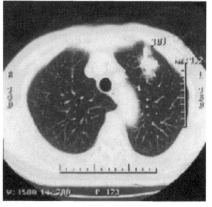

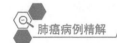
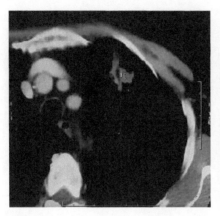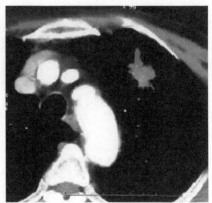

图 20 -2　复查胸部 CT

　　患者入院后完善相关检查，分期检查 PET/CT 显示：①左肺上叶肿物大小为 25 mm × 50 mm，最大 SUV 16.4，纵隔及双肺门未见异常代谢淋巴结；②多发骨代谢异常增高病灶，包括颈 3 椎体、右侧第 1 肋骨、左侧第 8 肋骨、胸 3 右侧椎板，考虑骨转移瘤；其他部位未见异常代谢病灶。头部增强 MRI 未见转移征象。支气管镜检查未见管腔内病灶。遂行左肺病灶穿刺活检，病理结果回报：（肺）穿刺组织见非小细胞癌（non – small – cell carcinoma，NSCC），非特指型（not otherwise specified，NOS）。免疫组化：CK7（ + ），TTF – 1（ – ），NAPSIN – A（ – ），P63（ – ），P40（ – ），CK5/6（ – ），ALK – Ventana（局灶弱阳性）。分子病理回报：*EGFR* 无突变（野生型）；未检测到 *ROS – 1* 融合基因表达（RT – PCR 法），c – Met 无扩增；PD – L1 30% ；*KRAS* p. Q61H 第 3 外显子突变，丰度 40% ；*STK11* p. K84X 第 1 外显子截短突变，丰度 38.6% ；*CDK12* p. R784fs 第 5 外显子移码突变，丰度 28.1% 。

　　诊断为左肺上叶非小细胞肺癌，多发骨转移，c – T2 + N0M1c（ⅣB 期）。

　　治疗方案选择以全身药物治疗为主。患者高龄，一线治疗选择培美曲塞（600 mg，d1）+ 纳武单抗（3 mg/kg，d2），q3w 重复。治疗 2 个周期复查 CT 评效（图 20 - 3），病灶同前对比明显增大（评效 PD），同时患者用药后乏力明显，间断体温明显增高（38.4 ℃），肝功能严重受损（ALT > 2000 U/L）。遂停止一线治疗，开始二线靶向治疗：盐酸安罗替尼 10 mg，d1 ~ d14，qd，po，q3w 重复。用药 1 个周期后患者咯血症状消失，2 个周期后再次复查 CT（图 20 - 4）评价，同前对比肿物较靶向治疗前明显缩小（评效 PR）。目前患者盐酸安罗替尼二线治疗中，无疾病进展生存。

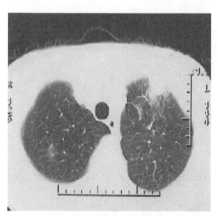
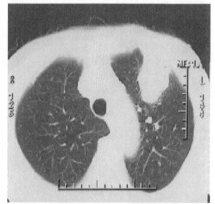
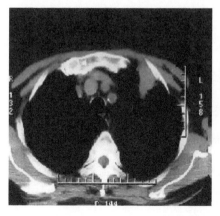
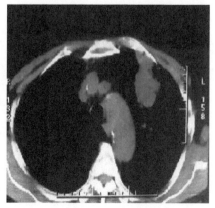

图 20 - 3　胸部 CT

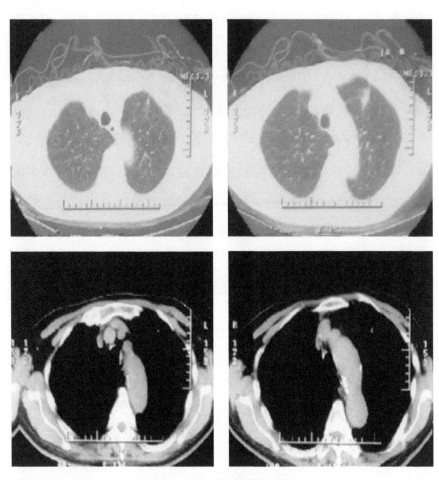

图 20 – 4　复查胸部 CT

病例分析

　　本例患者以咯血为主要临床表现，经短期抗感染治疗，但疾病进展迅速（间隔 3 周肺内肿块明显增大），临床高度可疑肿瘤。对比两次胸部 CT 的表现，抗感染治疗前表现为左肺上叶占位形态不规则，纵隔窗呈条索状，少实性成分；而抗感染治疗后则表现为肿块边缘可见新发毛刺、胸膜牵拉征，纵隔窗肿块实性成分明显增大、增多，因此临床考虑肺恶性肿瘤可能性大，同期 PET/CT 考虑多发骨转移，患者不具备手术治疗条件，因此行肺病灶穿刺活检以明确病理类型并指导药物治疗。本例患者确诊为 NSCC，但属于 NOS。

本例患者的病理类型临床少见，通过文献检索，非小细胞癌（NSCC，没有表示肺的 L）不符合腺癌或鳞状细胞癌的形态学或免疫组化标记，通过免疫组化方法检测无法提供信息或模棱两可，被认为是 NSCC 非特指型。在这种情况下，非小细胞肺癌 NCCN 指南 2018 年第 1 版病理学检查原则推荐病理学家使用术语 NSCC 而不是 NSCLC，因为在小活检或细胞学片中缺乏肺细胞标志物表达，留出（不除外）转移癌的可能性，因此做出一个肺原发性的决定必须临床确定排除其他的原发部位。在低分化癌的小活检中，术语"非小细胞癌"或"非小细胞癌非特指型"应尽可能少用，除非在形态学和（或）特殊染色不可能更加明确诊断时。在小样本中，肺腺癌标志物有：TTF - 1、NAPSIN - A；鳞状细胞癌标志物：p40、p63，有限的免疫标记应该足以满足大多数的诊断问题。一个简单的 TTF - 1 和 p40 组合可能足以分类大部分的 NSCC - NOS 病例。在既往分类为 NSCC - NOS 的小活检标本中，在细分腺癌或鳞状细胞癌诊断时，TTF - 1（或选择 NAPSIN - A）和 p40（或选择 p63）组合可能是有用的。但是，本例患者高龄，不能耐受多次穿刺活检（虽然一味地随诊可能确诊，但对于治疗的指导意义差），且疾病进展迅速，治疗迫在眉睫，因此患者最终诊断为 NSCC - NOS，并根据有限的临床资料制订治疗方案。NSCC - NOS 在临床上罕见，因此缺乏成熟的单纯研究此类病理亚型的临床试验，所以治疗模式遵从 NSCLC。本例患者在首诊时即已出现多发骨转移，失去手术机会，应以姑息治疗为主。对于晚期 NSCLC，病理的分子检测至关重要，这关系到病例的治疗模式。对于单纯组织学检查不能分类的病

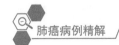
例，应努力减少再取组织块及免疫组化染色的数目，且保存材料进行分子检测是至关重要的。本例患者基因检测结果为 CDK12 突变、KRAS 突变、STK11 突变、PD－L1 30%，未发现 TKI 治疗的敏感突变，归为无突变型的 NSCLC，因此以化疗、免疫治疗为主。

本例患者的分子病理学结果：CDK12 突变、KRAS 突变、STK11 突变，也预示着其治疗效果差，原因包括下列几点：①细胞周期蛋白依赖性激酶是一类调节细胞周期进程和基因转录过程的关键因子。CDK12 是一种参与包括 DNA 损伤修复、细胞生长和分化、前体 mRNA 剪接和处理加工等多种细胞进程的转录相关性激酶。CDK 的功能失调能够驱动肿瘤的发生，因此常被检测用来指导恶性肿瘤的治疗，但是目前针对 CDK12 基因的治疗方法仍不成熟。②众所周知，对于有携带 KRAS 基因突变肺癌患者来说，治疗比较困难，容易产生药物耐药，且目前尚未有通过临床基因验证的有效治疗手段。有专家认为，KRAS 驱动的肺癌患者体内存在激活的 ERBB 信号，因此一代 TKI 仅仅抑制了 EGFR 信号，而并没有抑制其他 ERBB 家族成员，从而导致了治疗逃逸，对 TKI 产生耐药。不像具有 EGFR 或 ALK 突变的 NSCLC 患者接受靶向治疗可获得60%~80% 的 ORR，接受 Ras 下游靶标的 MEK 和 PI3K/AKT 抑制剂治疗的 ORR 只有不到20%，因此针对 Ras 下游基因的靶向治疗也仍不理想。③STK11/LKB1 基因编码一个丝氨酸苏氨酸激酶，STK11/LKB1 在肺腺癌中的突变率为16.7%，与 KRAS 共突变率为25.4%；根据国际肿瘤遗传学联盟的数据，STK11 突变在5% 的肝内胆管癌、2% 的肺鳞癌中都存在；而在乳腺癌中，大约占0.5%。Ferdinandos Skoulidis 等的研究显示，基因共突变是导致 KRAS 突变肺腺癌生物学异质性的主要原因，STK11/LKB1 突变是 KRAS 突变肺腺癌患者产生原发性耐药的一个主要原因。综上所述，本例患者分子病理学

笔记

未找到适合的有针对性的药物治疗，并且通过后续的治疗效果差也印证了这一点。

本例患者应用免疫治疗联合单药化疗 2 个周期后，疾病进展，作者认为均与其病理基因型有密切的关系。患者年龄较大，不良反应无法耐受，因此二线药物的选择面缩窄。盐酸安罗替尼是一种新型小分子多靶点酪氨酸激酶抑制剂，能有效抑制 VEGFR、PDGFR、FGFR、c‑Kit 等激酶，具有抗肿瘤血管生成和抑制肿瘤生长的作用。盐酸安罗替尼治疗晚期 NSCLC 的随机、双盲、安慰剂对照多中心的Ⅲ期临床研究结果显示，盐酸安罗替尼可以显著延长患者的 OS 和 PFS，并且在 ALTER0303 研究中证明，无论 *EGFR* 突变状态（敏感突变型或野生型），盐酸安罗替尼组较安慰剂组均显著提高 OS 和 PFS，这为非敏感突变的患者带来了福音。本例患者应用盐酸安罗替尼治疗 1 个周期后咯血症状缓解，2 个周期后评价疗效为 PR，说明对这类非敏感突变的 NSCC‑NOS 治疗有效，可能与其多靶点的作用机制有关。

🩺 病例点评

1. 小标本的 NSCC‑NOS 诊断需慎重，当病理学不符合现有的 NSCLC 的任何一种病理类型，考虑到 NOS 同时不能忽略转移癌的可能。需要强调的是 NSCC‑NOS 临床罕见，生物学行为恶性度高，细胞倍增期短，病情进展迅速，在制订治疗方案及判断预后是要充分考虑的。

2. NSCC‑NOS 诊断时同样遵循 NSCLC 判断分子学分型的原则，尽量尝试大 panel 的 NGS 检测，尽可能获得有临床意义的基因突变，指导治疗。

3. *KRAS* 基因在肺癌中的突变率较高，但尚未有效的针对 *KRAS* 原位靶点的药物。与 *EGFR* 等驱动基因相比，*KRAS* 突变的肿瘤具有更丰富的分子多样性。*KRAS* 基因共突变可以在临床稍加关注，多靶点的分子靶向药物可能是 *KRAS* 突变肺癌患者的一个治疗选择。

4. *STK11* 基因突变对免疫治疗不敏感，这在本例患者 *STK11* 基因突变而应用免疫治疗效果不理想得到了验证。

5. 盐酸安罗替尼是多靶点的 TKI 药物，对于非敏感突变患者的疗效确切。本例患者提示我们，对于一些难治病例，如 *KRAS* 突变患者可以考虑尝试应用。

参考文献

1. SKOULIDIS F, BYERS L A, DIAO L, et al. Co – occurring genomic alterations define major subsets of KRAS – mutant lung adenocarcinoma with distinct biology, immune profiles, and therapeutic vulnerabilities. Cancer Discov, 2015, 5（8）: 860 – 877.

2. KADARA H, CHOI M, ZHANG J, et al. Whole – exome sequencing and immune profiling of early – stage lung adenocarcinoma with fully annotated clinical follow – up. Ann Oncol, 2017, 28（1）: 75 – 82.

021
早期磨玻璃结节型肺癌
手术经验分享一例

病历摘要

患者女性，54岁，主诉：乙型肝炎例行检查时发现左肺上叶结节2月余。

患者2月余前于外院行乙肝例行检查时，胸部平扫CT（图21-1）发现左肺上叶磨玻璃结节影，大小约为1.1 cm×0.8 cm，边缘毛刺，性质待定；外院检查血CTC提示：14.8 FU/3 mL（判读为阳性）。就诊于我院门诊，建议首先规律抗感染治疗2周，随诊观察2个月。患者抗感染治疗后于我院复查胸部增强CT（图21-1）提示：左肺上叶舌段结节，边缘欠规则，密度不均，大小为1.1 cm×0.9 cm，增强可见强化，内可见血管影。全身PET/CT

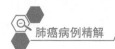
提示：左肺上叶结节，最大 SUV 0.9，轻度代谢增高，性质待定。术前肝功能正常、HBV – DNA 检查结果符合手术条件。

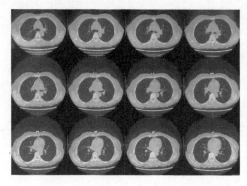
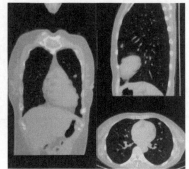

图 21 – 1　胸部平扫及增强 CT

　　患者完善术前准备，诊断为左肺上叶结节，恶性可能大，c – T1N0M0，遂行胸腔镜探查手术，术中探查见结节完全位于舌段，行病灶及部分肺组织楔形切除术，送检术中快速病理提示为腺癌、楔切边缘未见肿瘤组织残留、13 组（S4 + 5）淋巴结未见转移；遂行胸腔镜 S4 + 5 段切除 + 系统性淋巴结清扫术。术后病理：（左肺上叶舌段）腺癌，乳头状结构为主，另见贴壁状结构，最大径为 0.9 cm，未见脉管癌栓及神经侵犯，未累及脏层胸膜，周围肺组织可见细支气管扩张，切缘未见肿瘤，淋巴结未见转移（第5、第6、第7、第10、第11、第13组），p – T1aN0M0。免疫组化：ALK – Ventana（ – ）、对照 ALK – Nega（ – ）、ALK – Pos（ + ）、c – Met（中等阳性，90%）、HER2（0）、Ki-67（5% + ）、PD – L1（ – ）、ROS – 1（0）。分子病理学检测：未检测到 ROS – 1 融合基因表达（RT – PCR 法）；检测到 EGFR 突变（21 外显子缺失突变）；未检测到 KRAS 基因突变。患者目前术后随访。

病例分析

随着早诊筛查技术的不断进展及薄层 CT 技术普遍应用于临床，体检发现的肺内小结节或是磨玻璃结节（ground – glass nodules，GGNs）日益增多。患者通常没有临床症状及阳性体格检查结果，病灶为单发或多发，本例患者属于肝炎例行复查时无意发现。此类情况门诊常见，对于影像学难以判断的小结节、微小结节通常建议进行规律性抗感染治疗并随诊观察后复查胸部 CT 检查，通过对比、观察以协助临床判断疾病类型及制订合理的治疗方案。对于随诊无明显变化、影像学考虑良性疾病可能大的小结节不建议手术切除。部分病灶可通过穿刺活检方式明确术前病理诊断，尤其对于肺内多发结节、磨玻璃结节患者，术前病理对于制订手术方案、明确切除范围及合理安排围术期治疗都有着至关重要的作用。

近年来，临床胸部 CT 发现的肺磨玻璃结节情况普遍，此类病灶通常指模糊肺结节而不含支气管结构及血管结构。多种病理类型的疾病均可以表现为 GGNs，良性疾病，如局灶性间质纤维化、炎性病变、出血；部分生长缓慢甚至稳定的 GGNs 也可以是肺癌的早期表现或者癌前病变，如非典型腺瘤样增生（atypical adenomatous hyperplasia，AAH）、原位腺癌（adenocarcinoma in situ，AIS）及部分以贴壁状生长方式为主的腺癌。影像学通常将 GGNs 分为所谓纯 GGNs（pure GGNs）及含有实性成分的 GGNs（part – solid GGNs）（图 21 – 2），AAH 及 AIS 常表现为纯磨玻璃病灶，而微侵袭性肺癌（minimally invasive adenocarcinoma，MIA）常含有部分实性病灶。

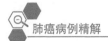

Kobayashi 在系统回顾了 GGNs 患者的病理结果及转归后发现，GGNs 病灶中实性成分的比例与疾病恶性程度及侵袭性呈正相关，临床可采用实性成分直径/病灶直径比率（consolidation/longest diameter of tumor ratio，C/T ratio）用以评估，通常 C/T ratio≤0.5 作为参考标准。虽然统计学结果显示随诊观察明显增大 GGNs、实性成分增多 GGNs 或直径较大 GGNs 恶性可能大，但同时 GGNs 的异质性却很复杂，对于每个病例应当具体问题具体分析，如 AIS，甚至 MIA 可以维持数年稳定，因此当病灶不适宜术前活检时，应综合考虑影像学、病史、既往治疗史及患者情况做出判断。

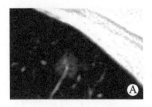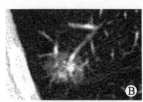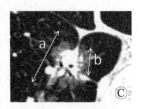

注：A：磨玻璃结节；B：混杂密度磨玻璃结节；C：混杂密度磨玻璃结节中存在实性成分及磨玻璃成分

图 21-2　影像

对于单发肺内 GGNs，选择手术时机应该综合考虑患者疾病情况，评估随诊观察、手术治疗对于患者的生存获益及生活质量的改善、手术风险的控制及随诊观察存在的潜在疾病进展风险。目前针对 GGNs 手术标准尚未统一，如美国胸科医师协会指南规定：推荐对符合下列标准之一的病例手术切除①GGNs 随诊增大或发现实性成分；②纯 GGNs>10 mm 并持续存在；③混杂 GGNs>8 mm 并持续存在；④混杂 GGNs>15 mm。Fleischner Society 则推荐对于纯 GGNs 新发实性成分及实性成分持续存在并大于 6 mm 病灶手术切除。也有部分学者，如 Suzuki 则提出对于周围型直径较大的 GGNs，若短期随诊持续存在，不能除外恶性可能，应积极手术切除，由于手术操作相对简单而创伤小，同时根治效果明确，应适当放宽适应证。对于手术切除范围，目前认为对于直径大于 3 cm 病灶，采取肺叶切除，对于直径在 2~3 cm 采用肺段切除术，对于直径小于 2 cm 采用楔形切除术。

病例点评

1. 目前影像学尚无对 GGNs 病灶进行明确诊断，包括 PET/CT 在内，虽然对于实性病灶定性价值明确，但其对于非实性结节，其敏感性仅为 50%，临床诊断更多依赖于随诊观察及治疗后病灶变化情况。本例患者 PET/CT 最大 SUV 仅为 0.9。

2. 尽管对于可手术切除的肺癌患者，标准的手术方式是肺叶切除 + 同侧肺门及纵隔淋巴结清扫术，但很多学者通过回顾性分析提出对于 GGNs 病灶可采用解剖性肺段切除术，甚至楔形切除术，在保证根治性前提下缩小切除范围。尤其对于多发 GGNs 病例，因为根据 Charlous 总结，解剖性肺段切除术所导致的术后肺功能损伤轻微，与肺叶切除术相比有轻度差异，但此种差异对于多发 GGNs 患者接受二次手术而言却差别明显。

3. 尽管不同的学术组织制定不同的临床指南，如 Fleischner Society、British Thoracic Society 及 JCOG，但 Meta 分析结果显示，相对于实性病灶，肺内磨玻璃结节（pulmonary ground glass opacity，GGO）普遍表现为惰性肿瘤，发生淋巴结转移及远处转移的概率较低，因此临床医师在制订治疗策略，设计手术方案时，尤其对于多发 GGNs 患者，应充分考虑其与实性肿瘤差别，使患者获得最大获益。

4. Kobayashi 于 2015 年首次撰文称，64% 的术后 GGNs 病灶存

在 *EGFR* 突变，而 *EGFR* 突变与病灶的影像学进展呈正相关，因此在选择围术期治疗方案时应充分考虑。

参考文献

1. KOBAYASHI Y, AMBROGIO C, MITSUDOMI T. Ground – glass nodules of the lung in never – smokers and smokers：clinical and genetic insights. Transl Lung Cancer Res, 2018, 7 (4)：487 – 497.

2. CHARLOUX A, QUOIX E. Lung segmentectomy：does it offer a real functional benefit over lobectomy? Eur Respir Rev, 2017, 26 (146)：170079.

3. MIGLIORE M, FORNITO M, PALAZZOLO M. Ground glass opacities management in the lung cancer screening era. Ann Transl Med, 2018, 6 (5)：90.

4. GOSSOT D, LUTZ J, GRIGOROIU M. Thoracoscopic anatomic segmentectomies for lung cancer：technical aspects. J Vis Surg, 2016, 2：171.

5. MENDOGNI P, TOSI D, ROSSO L. VATS segmentectomy：an underused option? J Vis Surg, 2017, 3：136.

6. MUN M, NAKAO M, MATSUURA Y. Novel techniques for video – assisted thoracoscopic surgery segmentectomy. J Thorac Dis, 2018, 10 (14)：1671 – 1676.

笔记

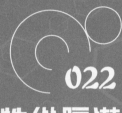

022

隐匿性纵隔淋巴结转移肺腺癌一例

病历摘要

患者女性，71岁，主诉：体检发现右肺中叶肿物1个月。

术前胸部增强CT（图22-1～图22-3）提示右肺中叶软组织肿物，大小为2.6 cm×2.1 cm，边缘可见毛刺及分叶，与斜裂粘连，考虑恶性；左肺上叶纯磨玻璃密度结节，大小约为0.7 cm×0.6 cm，建议随诊。PET/CT提示右肺中叶肿物最大SUV 8.8，左肺上叶磨玻璃结节未见异常放射性浓聚；纵隔2R组、4R组、5组、6组、7组及双侧肺门淋巴结轻度代谢升高，最大SUV 3.0，大小为0.6 cm×0.3 cm，考虑为老年性摄取淋巴结。血肿瘤标志物结果CEA、$CYFRA_{21-1}$升高。术前肺功能检查FEV_1：1.69（81%），MVV：81%，DLCO：83%，动脉血气分析：PaO_2 38.6 mmHg，$PaCO_2$ 38.6 mmHg。

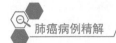
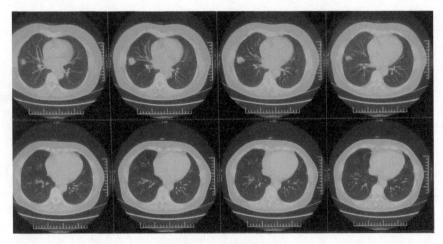

图 22 - 1　胸部增强 CT

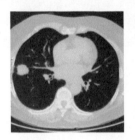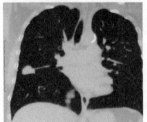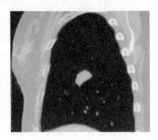

图 22 - 2　胸部增强 CT（冠状位、矢状位）

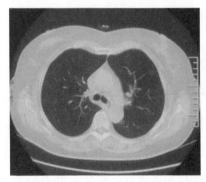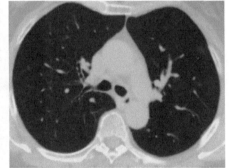

图 22 - 3　左肺上叶纯磨玻璃密度结节，大小约为 0.7 cm × 0.6 cm

余病史及体格检查未见显著异常。

　　患者完善检查，除外手术禁忌，行胸腔镜右肺中叶切除，淋巴结清扫，术后病理提示：（右肺中叶）腺癌，以腺泡状及乳头状结构为主，另见微乳头状及少许实性结构，大小为 2.5 cm × 2.2 cm × 1.5 cm，可见脉管癌栓，并可见癌组织沿肺泡腔扩散（spread through air spaces，STAS）；癌组织侵犯脏层胸膜（弹力纤维证实）；支气管断端、血管断端未见癌；淋巴结可见癌转移（3A组2/3转移），纵隔2R组、4R组、7组、10组、11组、12组及13组淋巴结未见转移。ALK-Nega(-)、ALK-Pos(+)、ALK-Ventana(-)、c-Met（弱-中，60%+）、HER2(0)、Ki-67（热点区40%）、PD-L1(-)、ROS-1(0)。分子病理学检测：未检测到 *ROS-1* 融合基因表达（RT-PCR法）；检测到 *EGFR* 突变（19外显子缺失突变）；未检测到 *KRAS* 基因突变。患者术后病理为 p-T2N2M0 Ⅲa 期，同时伴发左肺上叶磨玻璃结节，性质待定，遂决定行术后辅助药物治疗，患者分子病理回报 *EGFR* 敏感突变，给予一代 EGFR-TKI（吉非替尼）治疗，3个月后定期随诊复查胸部 CT（图22-4）提示：左肺上叶磨玻璃结节影，较前缩小，变淡，未见明确边界。

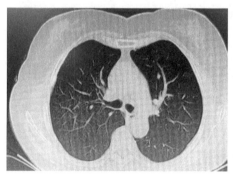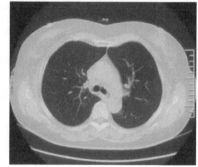

图 22-4　复查胸部 CT

病例分析

本例患者为老年女性，检测发现右肺实性软组织肿物，合并对侧 GGO，右肺实性肿物影像学诊断恶性可能大（侵袭性病灶），而左肺 GGO 性质待定。分析病情，GGO 病灶属于非特异性影像学表现，

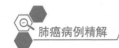

异质性复杂，多种因素均可导致，如炎性疾病、非典型腺瘤样增生、原位腺癌、侵袭性腺癌（invasive adenocarcinoma，ADC）。同时，GGO 病灶常常多发或伴发侵袭性腺癌病灶，为诊断及治疗策略制订带来挑战。来自欧洲、北美及亚洲的数据均显示，肺软组织病灶合并 GGO，其生存明显好于多发软组织病灶，此种情况多重原发情况可能大，而肺内转移可能小，Bilal 经统计提出手术可以带来长期生存获益。Bongiolatti 及 Garfield D H 都曾报道，侵袭性腺癌合并至少一处 GGO 临床常见，患者总体预后与侵袭性病灶有关，手术切除范围尽量达到根治（R0 手术），但对于不能同期切除的 GGO 病灶在设计手术方案时要考虑再次手术可能。对于 GGO 位于中央型或散布于不同肺叶，活检或者切除通常很困难，对于生长缓慢的 GGO 病灶应随诊而非手术治疗，患者预后，尤其是 DFS，通常不受新发 GGO 及 GGO 病灶进展影响，而与侵袭性病灶分期、生长方式及治疗因素相关。因此，对于本例患者采取手术切除右肺病灶，对于左肺 GGO 随诊观察。

患者术后病理可见纵隔 3A 组淋巴结转移，回顾术前 PET/CT 分期检查该组淋巴结未见异常代谢，属于术中发现的隐匿转移病灶（unsuspected N2）。PET/CT 是标准的无创淋巴结分期评估方式，但缺点是敏感性低，假阴性率高，对于 N2 组淋巴结转移预测价值有限。一项 Meta 分析结果显示，对比术后病理分期结果，术前 PET/CT 对纵隔 N2 组淋巴结转移诊断总敏感率仅为 68%，术前 N2 病例无明显异常，摄取占 7%~19%。术前有创的 N 分期检查主要包括纵隔镜及超声内镜引导下的经支气管针吸活检（endobronchial ultrasound - guided transbronchial needle aspiration，EBUS - TBNA），尽管 NCCN 指南推荐对于所有的病例进行纵隔淋巴结的术前病理分期，但实际临床工作中很难做到，况且纵隔镜及 EBUS - TBNA 对于隐匿的 N2 组（c - N0）淋巴结转移诊断价值低于 c - N2 的病例。Cerfolio 报道一项前瞻性研究，纵隔镜对于区分隐匿 N2 病例与 c - N0 病例的符合率仅为 2.9%；假阴性率高达 73%。EBUS - TBNA 联合纵隔镜可降低假阴性率，但对于非肿大淋巴结操作难度增大。多位学者（Bille、Gomez - Caro、Cerfolio、Choi）总结隐匿 N2 发生的高危因素，主要包括女性患者、非吸烟人群、病理为腺癌、上叶或中叶肿瘤、中央型肺癌、肿瘤直径较大（肿瘤直径大于 3 cm）、术前 PET/CT 原发病灶 SUV 异常代谢明显（最大 SUV 大于 10.0）及 c - N1 病例。此外，Yeh 根据国际肺癌研究协会（International Association for the Study of Lung Cancer，IASLC）/美国胸科协会（American Thoracic Society，ATS）/欧洲呼吸学会（European Respiratory Society，ERS）标准总结分析 Memorial Sloan Kettering 病例后发现，病理结果中腺癌以微乳头生长方式，而不存在贴壁状生长方式是独立的危险因素，尤其是当微乳头生长方式占主导地位（大于 40%）。回顾本例患者，基本符合上述情况，因此作者强调规范化手术，尤其是系统性淋巴结清扫的重要性，对于患者术后准确分期及制订合理的治疗方案至关重要。Cho H J 报道隐匿的 N2 病例 5 年 OS 为 56.1%，优于全组 N2 病例。Yanagawa 和 Cerfolio 也曾分别报道了术后辅助治疗可以改善包括隐匿 N2 病例在内的 N2 病例的总体生存。很多学者同样发现，单站的隐匿 N2 病例预后虽然可观，但出现多站隐匿的 p - N2 病例预后同 c - N2 病例一样不良。

病例点评

1. 术前分期检查对 c - N0 的 N2 组转移病例诊断价值有限，无创的 PET/CT 诊断假阳性率高，尚不能根据原发病灶的最大 SUV 值诊断 p - N2；而有创的纵隔淋巴结分期检查，如纵隔镜和 EBUS -

TBNA，更适用于 c – N1 或存在其他高危因素的病例。

2. 作者强调系统性淋巴结清扫以达到 R0 切除，根据 Bille 统计，大约 16% 临床I期病例存在隐匿的 N2 转移，因此若术中淋巴结清扫范围不足，在遗留转移病灶的同时将不能准确指导术后辅助治疗。

3. N2 组病例异质性很复杂，从术前未发现的隐匿转移病例到影像学发现的多组淋巴结肿大融合以致不能手术切除，不能一概而论。某种程度，隐匿 p – N2 病例是避免不了的，患者预后生存及肿瘤复发均受其影响。

4. 目前普遍认为，对于存在术前未发现（c – N0）N2 组淋巴结转移的非小细胞肺癌手术患者，单组 N2 转移病例预后相对较好，而多组 N2 转移病例预后较差，疾病进展主要表现为远处复发，经纵隔镜活检为假阴性的 N2 病例，总体预后要优于术前发现的 N2 病例。

参考文献

1. CHO H J, KIM S R, KIM H R. Modern outcome and risk analysis of surgically resected occult N2 non – small cell lung cancer. Ann Thorac Surq, 2014, 97（6）：1920 – 1925.

2. BILLE A, WOO K M, AHMAD U, et al. Incidence of occult p – N2 disease following resection and mediastinal lymph node dissection in clinical stage I lung cancer patients. Eur J Cardiothorac Surg, 2017, 51（4）：674 – 679.

3. MOON Y, LEE K Y, KIM K S, et al. Clinicopathologic correlates of postoperative N1 or N2 nodal upstaging in non – small cell lung cancer. J Thorac Dis, 2016, 8（1）：79 – 85.

4. KIRMANI B H, VOLPI S, ARESU G, et al. Long term and disease – free survival following surgical resection of occult N2 lung cancer. J Thorac Dis, 2018, 10（8）：4806 – 4811.

5. BONGIOLATTI S, CORZANI R, BORGIANNI S, et al. Long – term results after surgical treatment of the dominant lung adenocarcinoma associated with ground – glass opacities. J Thorac Dis, 2018, 10（8）：4838 – 4848.

笔记

023
肺腺癌伴肾功能不全手术
综合治疗分享一例

病历摘要

患者男性，46岁，主诉：体检发现左肺上叶周围型肿物1周。于2010年5月就诊于我院。

既往肾功能不全病史3个月，不规律中药治疗。

术前辅助检查，胸部增强CT提示：左肺上叶舌段肿物，大小为2.6 cm×1.3 cm，肿物边缘可见浅分叶，纵隔及肺门未见肿大淋巴结。PET/CT提示：左肺上叶舌段肿物，最大SUV 11.0，代谢活跃，考虑肺癌；余未见异常代谢病灶。超声提示：右肾萎缩大小为5.2 cm×2.4 cm，右肾动脉未显示。血生化检查：血肌酐76 μmol/L，肌酐清除率为135 mL/min。肾图提示：左肾功能大致正常，右肾功能重度降低。肾内科、麻醉科联合会诊：患者血压正常，可以耐受手术，术中无失血过多。目前右肾无功能，左肾代偿良好，无手术禁忌。

患者于我院行胸腔镜左肺上叶切除术，术后病理：左肺上叶中分化腺癌，大小为 2.4 cm×2.3 cm×1.6 cm，侵犯支气管壁，未侵犯脏层胸膜，未见脉管癌栓，淋巴结未见转移（支气管周，左肺上叶支气管旁，10 组，纵隔 5 组，6 组，7 组，叶内 12 组及 13 组均未见转移）。免疫组化病理：EGFR（−），ERCC−1（−），PDGFR（弱+>75%），RRM−1（−），TS（−），Tubulin−b（弱+>75%），VEGFR（+>75%）。

术后患者例行复查，于 2011 年 9 月胸部 CT 发现右肺中叶新发磨玻璃结节，大小约 3 mm，抗感染治疗后复查胸部 CT 无明显变化，后定期复查未给予治疗。患者于 2013 年 12 月头部 MR 发现右侧枕叶混杂密度 T_2 短 T_1 长信号病灶，大小约 2.1 cm×1.2 cm，周围伴有稍长信号 T_2 病灶，考虑转移伴出血，行颅脑放疗，同时行术后病理标本分子靶向基因检测，结果提示可见 *EGFR* 基因 21 外显子突变，给予 EGFR−TKI 治疗。2014 年 5 月复查头部 MR 提示右侧枕叶病灶大小为 1.9 cm×1.0 cm，水肿范围缩小。患者于 2017 年 10 月复查血肿瘤标志物明显升高，复查全身 PET/CT 未见先发转移病灶，复查血 *EGFR* 未见基因突变，外周循环血 CTC：14.2 FU/3 mL（判读为阳性），给予细胞免疫治疗（外院），随诊至 2019 年，右肺中叶磨玻璃结节，仍约 3 mm，同前相仿，外周循环血 CTC：12.1 FU/3 mL，靶向治疗中。

病例分析

患者为检查发现肺内软组织肿物，术前胸部增强 CT 考虑恶性肿瘤可能大，PET/CT 检查提示左肺上叶肿物代谢明显升高，符合恶性肿瘤，术前分期为 c−T1~2N0M0，符合手术根治条件，因此考虑手术切除。考虑患者术前近期发现右肾萎缩,伴肾功能不全(血生化检查异常),因此请相关科室会诊,评估手术风险、除外手术绝对禁忌,同时明确围术期注意事项。经充分的术前准备,患者接受胸腔镜右肺癌根治手术治疗。再次需要强调的是,对于围术期肾功能不全的病例,需要维持血流动力学稳定,严密监测血生化等检查变化,避免应用损伤肾动能药物,必要时进行血滤及透析治疗。

患者术后病理为 p – T1cN0M0,不考虑辅助治疗而定期随诊观察。术后 14 个月复查发现右肺新发磨玻璃结节,直径约 3 mm,由于影像学难以判断其性质,故首先给予规律抗感染治疗并定期复查,随诊病灶未见明显变化。该病灶现经 8 年随诊始终未见变化,因此不考虑局部治疗而进行长期随诊。患者于术后 3 年余检查发现颅内病灶,影像学考虑为转移病灶,此时患者的治疗策略为全身系统性药物维持治疗 + 局部颅脑放射治疗,考虑到患者肾功能不全病史,合理选择药物进行维持治疗对于改善疾病预后,获得生存获益就至关重要,主要的药物治疗包括全身化疗及 EGFR – TKI 治疗。

本例患者未选择化疗,主要原因是考虑药物的肾毒性。通常对于肺腺癌采用经典含铂双药方案,虽然铂剂药物是针对实体肿瘤行化疗的主要成分,然而其具有明显的肾毒性,尤其由顺铂导致的肾脏功能损伤常见,其损伤程度通常也较为严重,临床表现为大量的近端肾小管坏死及凋亡,因此输液后短时间内出现血肌酐和血尿素氮水平升高。据 Franz Ries 统计,超过30%的药物肾损伤病例表现为化疗后短时间内即出现急性肾功能损伤(acute kidney injury,AKI)。曾有报道对于 PS 评分较差患者进行培美曲塞单药维持治疗,而培美曲塞主要以原型通过肾小球滤过和肾小管主动分泌而从肾脏排泄(80%),虽然发生率不高,但肾毒性同样不能忽略,与可影响其肾脏代谢药代动力学的药物共用时尤其需要注意。近期文献报道多件由于培美曲塞所致肾小管损伤,包括间质性肾炎及肾纤维化,也有尿崩症报道。

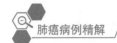 病例点评

1. 对于需要药物辅助治疗的患者，在选择治疗方案及药物时要综合考虑疾病的病理类型、肿瘤分期、重要脏器功能及一般状态，避免治疗对患者造成重要损伤。

2. 对于存在 *EGFR* 敏感突变（19 外显子缺失或 *L858R* 突变）的病例推荐采用术后一线靶向药物治疗。多项Ⅲ期临床试验均证实无论是一代靶向治疗药物，如吉非替尼、厄洛替尼，或是二代靶向治疗药物，如阿法替尼，对比化疗在 PFS 和有效率上均有优势。而对于非常规突变位点，如 *G719X*、*S768I*、*L861Q* 也许慎重选择相应的药物。

3. 肿瘤科医师在选择术后辅助治疗药物及方案时，应充分考虑到药物的肾毒性，尽量避免应用肾毒性药物，同时及早发现肾损伤给予治疗。药物维持治疗对于本例患者有效，但是药物的短期不良反应及蓄积不良反应将随诊用药时间延长而累积叠加。

参考文献

1. SBITTI Y, CHAHDI H, SLIMANI K, et al. Renal damage induced by pemetrexed causing drug discontinuation：a case report and review of the literature. J Med Case Rep, 2017, 11（1）：182.

2. ZATTERA T, LONDRINO F, TREZZI M, et al. Pemetrexed – induced acute kidney failure following irreversible renal damage：Two case reports and literature review. J Nephropathol, 2017, 6（2）：43 – 48.

3. CAO X, NIE X, XIONG S, et al. Renal protective effect of polysulfide in cisplatin – induced nephrotoxicity. Redox Biol, 2018, 15：513 – 521.

4. YASUMA T, KOBAYASHI T, D'ALESSANDRO – GABAZZA, et al. Renal injury during long – term crizotinib therapy. Int J Mol Sci, 2018, 19（10）：2902.

024
小细胞肺癌手术经验分享一例

病历摘要

患者男性，51岁。主诉：咳嗽1个月，偶伴痰中带血丝。

既往长期吸烟史，每日40支×35年；饮酒史30年；高血压病、冠心病病史10余年。

体格检查无异常。

入院后完善相关检查。胸部增强CT（图24-1，图24-2）提示可见右肺下叶后基底段肿物，大小为3.5 cm×3.3 cm，边缘毛刺，增强可见明显强化，内部强化不均匀；病变周围包绕多支增粗肺静脉。PET/CT提示可见右肺下叶后基底段肿物伴放射浓聚，最大SUV 5.4，双肺可见多发微小结节，未见放射性浓聚（建议密切随访）；纵隔及双侧肺门未见异常浓聚淋巴结，未见远处脏器转移

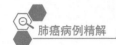
征象。头部增强 MR 未见转移征象。支气管镜检查未见管腔内肿物，灌洗液未见恶性肿瘤细胞。动态心电图可见 ST 改变，偶发房早、室早；肺功能未见异常。

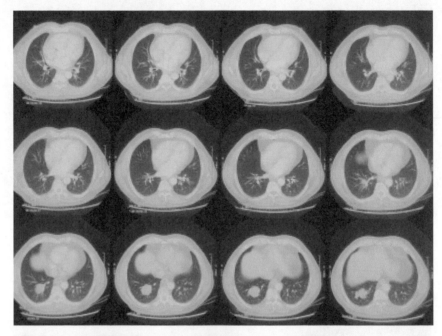

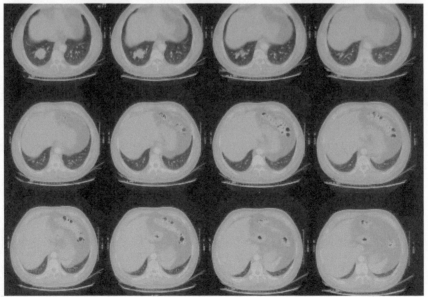

图 24-1　胸部增强 CT

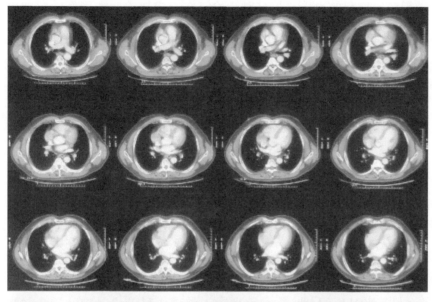

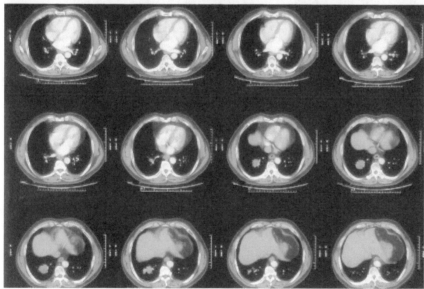

图 24 –2　胸部增强 CT

患者完善相关检查，临床诊断：①右肺下叶基底段软组织肿物，恶性可能大（c – T2N0M0）；②双肺微小结节，性质待定；③高血压病；④冠状动脉粥样硬化性心脏病。

由于支气管镜未见管腔内肿物遂无法获取病理标本，同时肿物

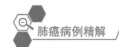
周围多发增粗的血管，故穿刺活检存在一定风险；在影像学辅助诊断和手术根治性的保障下，行胸腔镜手术。术中探查见右侧胸腔完全闭锁，充分分离粘连后探查见肿物位于右肺下叶，横跨背段及基底段，遂决定行右肺下叶切除术，送检术中快速病理提示：肿物为小圆细胞肿瘤，需要石蜡病理确诊，另送支气管断端未见肿瘤。术后病理提示：（右肺下叶肿物）小细胞癌，大小为 4.0 cm×3.0 cm×1.0 cm，未见脉管癌栓及神经侵犯；支气管断端未见癌残留；淋巴结未见癌转移（2R 组、4R 组、2R＋4R 组、7 组、10 组及 13 组）。免疫组化：CD56（＋）、CgA（－）、CK（＋）、Ki-67（＋大于 75%）、Syn（＋）、TTF－1（灶状＋）。术后病理分期：局限期小细胞肺癌（p－T2aN0M0 Ⅰb 期）。术后患者于肿瘤内科就诊，辅助治疗前基线分期检查除外转移征象，拟行依托泊苷＋顺铂方案化疗，患者输液后约 5 min 出现胸闷大汗，临床考虑过敏，遂停止 EP 方案化疗，更换为伊立替康（60 mg/m^2，100 mg，d1，d8）＋顺铂（75 mg/m^2，140 mg 分 70 mg，d1，d2）q21d 方案化疗，共 6 个周期。患者随后定期门诊随诊，随诊至今无疾病进展生存。

病例分析

患者术前诊断为右肺下叶软组织肿物，恶性可能大，术前临床分期 T2N0M0，此类患者临床并不少见，术前制订治疗方案的主要矛盾在于缺乏病理诊断依据。肿瘤解剖学位置不属于严格意义的周围型肿物，对于支气管镜活检也存在难度。现阶段随着 CT 引导穿刺技术、支气管镜穿刺及磁导航技术的逐渐推广，上述问题已经得到很大解决。回顾本例患者，术前仅考虑手术根治性及病灶恶性疾病的特征就制订手术方案显然是不够的，需要汲取经验和教训的是对于少见病理类型的关注及由此引发的治疗方案更改，如小细胞肺癌、淋巴瘤。

小细胞肺癌是起源于支气管神经内分泌细胞，或者神经内分泌干细胞的高度恶性神经内分泌肿瘤，占肺癌发病率的 13%～15%。美国年新发病例 30 000～35 000 例，肿瘤倍增时间短、生长迅速、病程中容易发生远处脏器广泛转移（主要包括头部、肝脏及骨骼），是恶性程度最高的肺癌亚型。通常免疫组化提示 Ki-67 大于 50%～75%，提示肿瘤细胞增殖活跃，镜下表现为有丝分裂及坏死明显。对于 SCLC 的病因学目前知之甚少，但临床发现其与吸烟呈高度相关性，西方国家在过去 20 年间的禁烟行为导致小细胞肺癌发病率明显降低。对于 SCLC 的分期，可参考美国退伍军人肺癌协会（Veterans Administration Lung Study Group，VALG）标准，根据病变是否局限于一侧胸腔或者放射野，分为局限期（limited stage，LS）及广泛期（extensive stage，ES），本例患者术后病理分期为 p－T2aN0M0 Ⅰb 期，属于局限期小细胞肺癌（limited stage－small cell lung cancer，LS－SCLC）。对于 LS－SCLC 首选推荐采用放化疗。手术治疗仅作为多学科综合治疗的方式之一，作用有限。目前临床对于为 Ⅰ 期（T1～2N0M0）的 SCLC，若不存在纵隔及锁骨下淋巴结转移可进行手术切除，以肺叶切除为主，术后辅助依托泊苷或伊立替康联合铂类药物化疗，对于一线治疗 CR 的病例可采用预防性全脑放疗以防止出现脑转移。

SCLC 患者多数于初诊时已经属于广泛播散，对于术前明确病理诊断为 SCLC 的病例且符合手术根治条件的病例，明确病理分期至关重要，要对于患者的整体病情进行详细检查，除外远处转移、胸腔外病灶。因为术前（c－N）与术后（p－N）淋巴结分期的诊断符合率低，术前 N 分期为重中之重，必须进行有创的淋巴结分期

（纵隔镜活检或支气管镜穿刺）。根据国际肺癌分期研究协会（International Association for the Study of Lung Cancer stagingprogram，TASLC）数据，144 例术前分期为 N0 病例，术后 14% 为 N2 甚至 N3；术前分期为 N2 病例，32% 为 N1 甚至 N0 病例。来自国家癌症数据库（National Cancer Data Base，NCDB）的数据显示，477 例手术患者术前分期为 Ⅰ 期 SCLC，术后 25% 分期超过 Ⅰ 期，最主要的问题就是 N 分期错误。Hayley Barnes 发现类似的问题，在检索 Central、Medline、Embase、Cinahl 及 Web of Science 数据库后，学者发现分期不准确将影响预后生存的统计结果，因此为评价手术对于 SCLC 价值，需要前瞻性 RCT 研究证明。

术后患者推荐辅助化疗或联合放疗，同样来自 NCDB 数据，1574 例术后病理证实为 T1～2N0M0 的 SCLC 的病例，其中 954 例为根治性切除。全组 5 年生存率为 47%，其中 354 例接受辅助化疗，190 例接受放疗＋化疗。预后统计显示辅助化疗病例（或联合放疗）明显改善 5 年 OS（52.7% $vs.$ 40.4%，$P < 0.01$），统计结果经过多变量校正显示，术后辅助化疗（HR 0.78，95% CI 0.63～0.95，$P = 0.02$）及化疗联合颅脑放疗（HR 0.52，95% CI 0.36～0.70，$P < 0.01$）对于改善 OS 有统计学意义。

病例点评

1. SCLC 总体 5 年生存率低于 7%；对于符合手术根治条件的病例，在严格术前分期的前提下可采用手术切除，术后辅助化疗，对于预后改善有益。

2. SCLC 治疗方案数十年停滞不前，包括 VEGF、IGFR、mTOR、EGFR、HGF 阻滞剂及 P53 肿瘤疫苗治疗在内的治疗尝试均告失败，

目前仍缺乏二线药物。很多新药，如 aurora kinase 抑制剂、anti –
apoptotic agents、PARP 抑制剂均处于Ⅰ期或Ⅱ期临床试验中，但结
果差强人意。免疫治疗对于 SCLC 的效果同样需要循证医学证据
支持。

　　3. 目前已知 SCLC 患者有一定异质性，如局限期 SCLC 与广泛
期 SCLC 某些基因突变存在类型或突变丰度差异，有助于发现驱动
基因变异，协助药物研发。

参考文献

1. KARACHALIOU N, PILOTTO S, LAZZARI C, et al. Cellular and molecular biology
of small cell lung cancer: an overview. Transl Lung Cancer Res, 2016, 5 (1): 2 – 15.

2. PLEASANCE E D, STEPHENS P J, O'MEARA S, et al. A small – cell lung cancer
genome with complex signatures of tobacco exposure. Nature, 2010, 463 (7278):
184 – 190.

3. TSOUKALAS N, ARAVANTINOU – FATOROU E, BAXEVANOS P, et al.
Advanced small cell lung cancer (SCLC): new challenges and new expectations. Ann
Transl Med, 2018, 6 (8): 145.

4. BARNES H, SEE K, BARNETT S, et al. Surgery for limited – stage small – cell lung
cancer. Cochrane Database Syst Rev, 2017, 4 (4): CD011917.

笔记

025
肺磨玻璃病灶长期随诊观察
经验分享一例

病历摘要

患者女性，69 岁，主诉：检查发现右肺上叶磨玻璃结节 8 年余。

患者 8 年前于外院诊断"右肺炎"并行抗感染治疗，临床症状消失后复查胸部 CT（图 25 - 1）可见右肺上叶片絮状密度增高影，患者未给予治疗及随诊观察。患者于 3 个月前行其他疾病检查时胸部平扫 CT（图 25 - 2）提示可见右肺上叶尖端不规则磨玻璃结节，大小为 4.2 cm×2.6 cm，边缘毛刺、索条及胸膜牵拉征，其内可见实性成分（较 2010 年旧片明显增多），考虑为恶性肿瘤或不典型腺瘤样增生。全身分期检查（PET/CT）提示右肺上叶磨玻璃密度结节，伴代谢升高，倾向恶性，最大 SUV 2.5，倾向恶性。双肺门稍高密度淋巴结伴代谢，倾向老年性淋巴结改变，头颅 MR 未见转移征象。

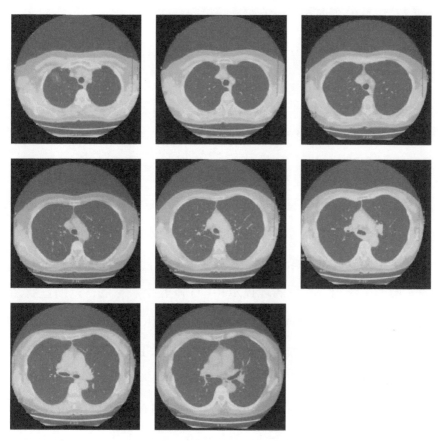

注：右肺上叶"炎性"病灶

图 25 -1　2010 年外院胸部 CT

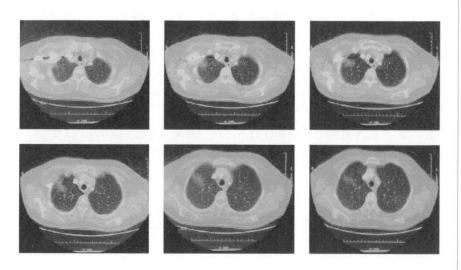

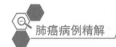
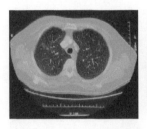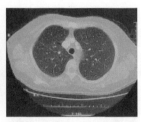

图 25 –2　2018 年胸部平扫 CT

　　患者术前诊断为右肺上叶磨玻璃结节,恶性可能大(c – T2N0M0)。完善相关检查后行胸腔镜探查术, 术中行 S1 病灶楔形切除并送检术中快速病理结果提示为腺癌, 切缘可见局灶肺泡上皮不典型增生, 术中肉眼所见切缘与肿瘤边缘小于 1 cm, 遂决定行右肺上叶切除 + 淋巴结清扫。术后病理提示:(右肺上叶)腺癌,以贴壁状结构为主, 大小为 3.2 cm × 2.5 cm × 1.5 cm, 未见脉管癌栓;癌组织未侵犯脏层胸膜;癌旁脏层胸膜下局灶性肺组织变性, 伴慢性炎细胞浸润;支气管断端、血管断端未见癌;淋巴结未见癌转移 (纵隔 2R 组、4R 组、7 组、8 组、10 组、11 组、12 组及 13 组淋巴结)。免疫组化:ALK – Nega(–)、ALK – Pos(+)、ALK – Ventana(–)、c – Met (弱 – 中,70% +)、HER2 (1 +)、Ki- 67 (5%)、PD – L1 (–)、ROS – 1(0)。分子病理学检测:未检测到 ROS – 1 融合基因表达 (RT – PCR 法);检测到 EGFR 突变 (21 外显子点突变, 2573T > G 突变型, L858R);未检测到 KRAS 基因突变。患者术后病理为 p – T2aN0M0 Ⅰb 期。术后患者咳嗽、咳痰、乏力,肺复张差, 给予支气管镜吸痰等对症治疗, 康复出院, 目前门诊随诊观察中。

病例分析

 笔记

　　随着肺癌筛查逐渐被推广及低剂量的广泛应用, 肺内 GGO 发病率逐年增多，通常肺 GGO 病灶被定义为在高分辨率 CT 下表现为模糊结节的病灶，不显示支气管及血管结构。对于 GGO 病灶的分类也不尽相同，为方便临床诊疗通常分为所谓单纯磨玻璃结节及混合磨玻璃结节，也有部分学者分为单纯磨玻璃结节、混合磨玻璃结节、部分实性磨玻璃结节。GGO 病灶的病理类型及生物学行为差异明显，从良性疾病，如炎性病灶、肺纤维化到癌前病变，甚至原位癌、侵袭性腺癌都有可能。由于目前缺乏对于 GGO 治疗的明确规定，外科医师及肿瘤学医师通常根据临床经验和患者个体差异选择治疗方案。由于 GGO 有恶性可能性，甚至有报道称，GGO 病灶在部分研究中肺癌发生率高达 63%（Migliore M 统计），因此有创的穿刺活检及手术切除要针对潜在的恶性病灶。本例患者为老年女性，既往 8 年前发现右肺上叶尖段磨玻璃结节而未行随诊及治疗，就诊前例行复查胸部 CT（8 年间无随诊资料）；通过阅片对比 CT 表现 GGO 病灶较前明显变化，表现为下列几点：①病灶直径明显增加，最大直径达 4.2 cm；②GGO 病灶内实性成分明显增加；③GGO 病灶边缘清晰，边缘毛刺、索条及胸膜牵拉征。因此，影像学考虑肿瘤为恶性可能大，选择手术治疗。

　　虽然活检是诊断的金标准，但部分临床特征有助于诊断，主要包括影像学和病史，但这仅代表临床病例总体趋势而非诊断标准。①对于首诊发现的孤立性 GGO 病灶，若直径大于 3 cm 同时影像学考虑为恶性可能大则通常进行穿刺活检甚至手术治疗。对于直径小于 3 cm，GGO 成分超过 50% 的病例可以采取随诊观察策略，当实性成分大于 5 mm 可采取手术切除；单纯 GGO 结节大于 1.5 cm 应该严密观察，因其具有明显的生长倾向；部分实性 GGO 结节大于 1.5 cm，即使实性成分小于 5 mm 也应该积极手术切除。Fleischner Society 和日本 CT 筛查学会等组织也都推荐对于 GGO 直径超过

1.5 cm 或实性成分超过 5 mm 病灶活检或者手术切除。也有学者强调，GGO 病灶有清晰的边缘结构更倾向癌前病变 AAH 甚至肺腺癌。②随诊观察同样至关重要，经过长期随诊观察持续存在的 GGO、含有实性成分的 GGO 及实性成分明显进展的病灶为恶性可能性大；经抗感染治疗或激素治疗后缩小及消失的病灶考虑为良性疾病。而对于随诊时间，Kobayashi Y 强调即使对于不含实性成分及无明显变化的 GGO 结节进行观察，周期也至少持续 3 年以准确评估其生长趋势。根据 IASLC、ATS、ERS 机构 2011 年肺腺癌标准，就经验而言，持续存在的 GGO 病灶应考虑肺癌或癌前病变可能大，因为部分惰性的肺癌可表现为数年稳定的 GGO 病灶。单纯 GGO 病灶更多属于 AAH 或原位腺癌，随着实性成分逐渐增多，侵袭性腺癌可能性增大。

对于手术时机及适应证选择，主要根据外科医师的临床经验，尤其对于随诊观察的病例，当影像学表现进展并高度可疑为恶性，随诊观察随即结束而进入手术流程，外科医师需要考虑手术的根治性及患者的耐受性而不必拘泥病灶是否含有实性成分或随诊观察时间。手术对于恶性 GGO 病灶改善预后关键在于根治性，对于中央型 GGO 当然采取经典的肺叶切除术 + 淋巴结清扫，但对于周围型 GGO 或以 GGO 为主的病灶而言，即使充分确认术中切缘为阴性，采取亚肺叶切除同样应当谨慎，包括肺段切除术、楔形切除术及所谓扩大楔形切除术。不同学者对于亚肺叶切除观点尚未统一，尤其对于部分实性 GGO、GGO 解剖学位置欠佳及临床征象提示病灶生物学行为差的病例，应该充分考虑局部复发及后续治疗等诸多方面因素，合理制订手术方案。本例患者术中切缘可疑不典型增生，同时考虑肿物直径较大，肿物距切缘距离不充分，因此在患者耐受前提下选择肺叶切除。

病例点评

1. GGO 病灶为临床常见病例，分为单发和多发 GGO，单发 GGO 治疗策略相对简单。首诊即倾向为恶性的病灶通常采取手术切除；更多的 GGO 需要通过临床观察，以倍增时间结合影像学表现调整治疗方案。单纯 GGO 平均随诊 5 年约有 20% 明显增大，倍增时间平均 769~880 天；部分实性 GGO 随诊 5 年约 50% 增大，倍增时间为 277~457 天（实性成分不同，异质性大，意义有限）。

2. 对于肺腺癌而言，通常 GGO 病灶更倾向于惰性肿瘤，由于患者预期生存良好，在选择根治性手术方案、围术期治疗及随诊等多方面应有不同于实性肿瘤的安排。

3. 需要特殊强调的是，对于微小 GGO 结节 CT 测量直径更容易出现误差，不能单凭直径变化判断肿瘤性质。

参考文献

1. SUZUKI K. Whack – a – mole strategy for multifocal ground glass opacities of the lung. J Thorac Dis, 2017, 9（3）：201 – 207.

2. KOBAYASHI Y, AMBROGIO C, MITSUDOMI T. Ground – glass nodules of the lung in never – smokers and smokers：clinical and genetic insights. Transl Lung Cancer Res, 2018, 7（4）：487 – 497.

3. KOBAYASHI Y, MITSUDOMI T. Management of ground – glass opacities：should all pulmonary lesions with ground – glass opacity be surgically resected? Transl Lung Cancer Res, 2013, 2（5）：354 – 363.

4. MIGLIORE M, FORNITO M, PALAZZOLO M, et al. Ground glass opacities management in the lung cancer screening era. Ann Transl Med, 2018, 6（5）：90.

026

胸腔孤立性纤维性肿瘤
手术经验分享一例

病历摘要

患者女性，54 岁，就诊前 1 月余前检查风湿性疾病，于外院胸部 CT 发现右肺下叶（膈肋角区）团块影，抗感染治疗 1 周后复查胸部 CT 未见变化，随后至我院就诊。

既往糖尿病史 10 年，类风湿关节炎。

家中父亲，兄弟均患肺癌。

体格检查未见阳性体征。辅助检查：胸部增强 CT（图 26 - 1）提示右膈肋角区肿物，大小为 7.7 cm×3.6 cm，边缘可见包膜样结构，增强可见明显强化，肿物与右膈下血管关系密切，首先考虑肺隔离症可能大；复查胸部增强 MR（图 26 - 2）提示右下肺肋膈角区域不规则等 T_1 混杂稍长或长 T_2 信号灶，稍大层面为 7.7 cm×3.6 cm，边界清楚，边缘可见包膜样结构，增强扫描渐进明显强化，冠状位显示病变整体位于膈肌上方，其前缘与右侧膈下血管关系密切，倾向良性，首先考虑肺隔离症（叶外型），不除外炎性假瘤，肝血管瘤可能，建议结合腹部检查。遂复查腹部超声提示为肝脏右叶后上方胸腔内占位，不宜穿刺，大小为 7.1 cm×2.1 cm，边界清楚，邻近下腔静脉。为明确肿物与肝血管关系遂复查肝动脉造影（图26-3）提示于胸主动脉、肋间动脉及支气管动脉造型，未见右肺下叶及肝内肿瘤染色。

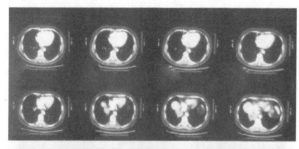

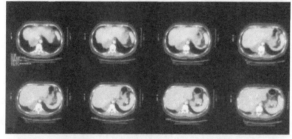

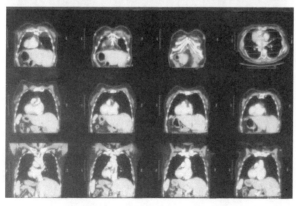

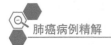
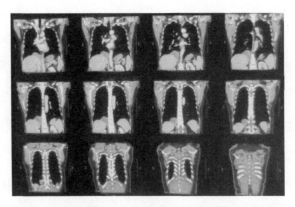

图 26 -1　胸部增强 CT

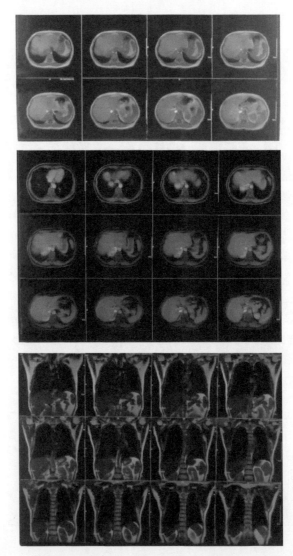

图 26 -2　胸部增强 MR

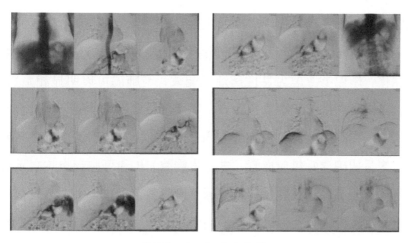

图 26 - 3 肝动脉造影

术前诊断为右侧胸腔实性肿物，性质待查。检查至此，明确肿物无胸腔内和腹腔内供应动脉，肿物边缘清晰，有包膜样结构，良恶性不能明确，同时分期检查除外远处转移，心肺功能等常规检查除外手术禁忌证，建议患者行胸腔镜手术治疗。术中所见：探查见肿瘤为蕈伞型，大小为 7 cm×6 cm×4 cm，主体位于纵隔与膈肌之间，肿物与右肺下叶关系密切，局部索条状粘连严重。可见滋养血管位于肿物下极，完整切除肿物＋右肺下叶楔形切除术（R0 切除）。术中病理：间叶性肿瘤，可见大片胶原及黏液变性区，部分区域细胞略丰富，不除外低度恶性肿瘤，建议石蜡病史及免疫组化诊断。术后病理：梭形细胞肿瘤，建议免疫组化辅助诊断，大小为 6 cm×5 cm×3 cm。免疫组化病理：b - catenin（ - ），Bcl - 2（ + ），CD34（ + ），CD56（ + ），CD99（ + ），CK7（ - ），Desmin（ - ），EMA（ - ），Ki- 67（ + ＜25%），S - 100（ - ），SMA（ - ）。符合孤立性纤维性肿瘤。病例随诊：随诊至术后 38 个月，肿瘤无复发转移。

病例分析

本例患者为中年女性，例行检查发现右侧胸腔肋膈角区域软组

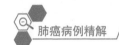
织实性肿物，无明显临床表现及阳性体征。胸部增强 CT 提示病灶大小为 7.7 cm×3.6 cm，边界清晰，可见包膜样结构，增强可见明显强化，影像学考虑为良性病灶可能大，与肺癌可以明显相鉴别。综合考虑，病灶位于肋膈角区域，病灶位置、影像学特征均符合叶外型肺隔离症可能大，但胸部增强 CT 仅见肿物与膈下血管关系密切，未见明确异常供应血管，进一步胸腔 MR 和肝脏超声均提示肿物整体位于胸腔，虽肿物前缘与膈下血管关系密切但并非异常供应血管，因此肺隔离症诊断存疑。同时超声提示肿物位置不宜穿刺活检；增强 CT 及增强 MR 均考虑肿物强化明显，需除外肿物异常血供来源于肝脏血管滋养，同时需要明确肿物与膈下血管关系，避免手术治疗时可能出现腹腔隐匿性出血。遂行动脉造影检查，除外了肝脏血管滋养供应肿瘤及膈下动脉供应肿瘤可能。至此，术前准备完善。

本例患者术后病理为孤立性纤维性肿瘤，通过查阅文献得知 SFT 是一种少见的梭形细胞肿瘤，1931 年 Klomperer 与 Rolin 将其描述为独立病种。临床上常以无痛性包块为首发表现，无特异性，CT 和 MR 表现对于疾病的诊断通常没有特异性，可以表现为孤立性，边界清晰的软组织包块，增强扫描不均匀强化，静脉期持续强化，可以有完整包膜。SFT 生物学行为大多表现为良性，10%～15% 的 SFT 具有侵袭性行为，因此该种肿瘤被界定为交界型肿瘤，可以局部复发，较少转移。SFT 确诊需典型的病理形态学表现＋免疫组化诊断，免疫组化检查 CD34＋、Bcl－2 表达阳性有助确诊。SFT 的主要治疗方案为手术完整切除，必要时可辅助放疗及化疗等。

📑 病例点评

对于孤立性纤维性肿瘤，制订治疗方案的关键在于鉴别诊断，通常容易混淆的疾病包括：①叶外型肺隔离症：关键在于来自体循环的异常动脉。了解供血动脉的位置数目走行和静脉的引流非常重要。本例患者虽位于肺隔离症常见解剖位置，但胸部增强 CT 及 MR 均未见明确异常供应动脉；同时介入动脉造影同样提示未见右肺下叶染色，故临床诊断肺隔离症存疑；②肝血管瘤：对于右侧胸腔肿物，如本例患者肿物位于肝脏右叶后上方胸腔内，邻近下腔静脉；需要复查肝脏超声，必要时复查肝血管造影；③恶性间皮瘤：一般病程较短，临床症状较重，常为多发结节或弥漫性增厚；④其他胸腔内肿瘤：由于临床少见，且缺乏特异性影像学表现，术前诊断困难，通常治疗方式参照肿瘤外科治疗原则，根治性手术为首选。

对于手术方案制订，在明确肿瘤解剖位置、肿物与肺叶、膈肌及纵隔内脏器之间的关系及异常供应血管后，若符合根治性手术切除条件则行肿瘤切除，若肿瘤侵犯邻近脏器，符合切除条件者同期行根治性切除手术。

对于肋膈角区域软组织肿瘤，首先应该考虑常见疾病，如肺恶性肿瘤、肺隔离症等，但同时应该考虑到相对少见的临床疾病，如孤立性纤维性肿瘤。除此之外，对于肋膈角区域的实性肿物，应该考虑到存在异常滋养血管甚至异常供应血管可能，必要时需要通过介入造影方式排除存在胸腔甚至腹腔内血供可能，降低手术出血风险，为制订合理化手术方案提供重要依据。

参考文献

1. SAYNAK M, VEERAMACHANENI N K, HUBBS J L, et al. Solitary fibrous tumors of chest：another look with the oncologic perspective. Balkan Med J, 2017, 34 (3)：188 – 199.

2. SOUZA A S J R, SOUZA L V S, ZANETTI G, et al. Solitary fibrous tumor of the pleura：a rare cause of elevation of the right lung base. J Bras Pneumol, 2019, 45 (1)：20180006.

3. YANAGIYA M, MATSUMOTO J, MIURA T, et al. Extended thoracotomy with subcostal incision for giant solitary fibrous tumor of the diaphragm. AME Case Rep, 2017, 1：8.

027

复杂的胸腺瘤、肺腺癌应用
化疗、放疗及靶向治疗
分享一例

📋 病历摘要

患者女性，67 岁，2015 年就诊于门诊，主诉：右侧胸痛 10 个月，发现右腕部肿胀 3 个月。

10 个月前无诱因出现右上胸部肩胛区疼痛，未给予检查及治疗。3 个月前开始出现右腕部肿胀，指端膨大，随后同时出现双踝肿胀，局部皮温升高伴明显疼痛。

既往房颤，余无异常。

查体可见双侧杵状指（图 27-1），余无阳性征象。辅助检查提示：胸部增强 CT（图 27-2）可见右前纵隔腔静脉旁软组织肿物，大小约为 6.3 cm×3.0 cm，CT 值约为 32 HU，左肺上叶近叶间裂处不规则形软组织密度影，肿物边界尚清，大小约为 1.7 cm×1.6 cm，

笔记

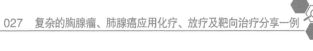

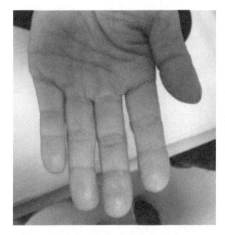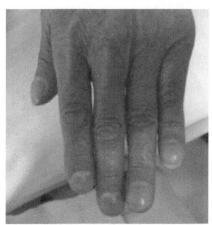

图 27 -1　杵状指

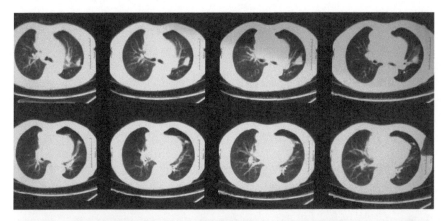

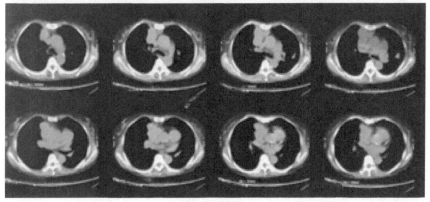

图 27 -2　胸部增强 CT（治疗前）

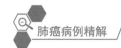
CT 值约为 35 HU。PET/CT 显示前纵隔肿物最大 SUV 10.03，肺肿块最大 SUV 6.15，纵隔淋巴结无肿大，无 FDG 高摄取，影像学考虑纵隔和左肺上叶肿物均为恶性病变可能性大。分期检查未见远处转移。完善相关检查后行 CT 引导穿刺活检，结果提示：①右前纵隔肿物为恶性肿瘤，免疫组化结果支持胸腺癌（倾向鳞状细胞癌待除外 NUT 癌），免疫组化：CD5（＋），CK19（＋），CK5/6（＋），P63（＋），P40（＋），CD117（＋），TDT（－），EMA（少量＋），Ki-67 约 15%，TTF－1（－），CD20（－）。②左肺上叶肿物为腺癌，贴壁状生长方式为主，分子病理结果提示：*EGFR* 基因敏感突变检测 EXON19 缺失突变；未检测到 *ROS－1* 融合基因表达（RT－PCR法）；未检测到 *KRAS* 基因突变。免疫组化：ALK－Ventana（－）。

诊断：胸腺癌，肺腺癌（c－T1＋NxM0）。

评估患者心肺功能，不能耐受同期/序贯手术切除治疗，患者于 2015 年 7 月开始，行紫杉醇（175 mg/m², d1）＋顺铂（75 mg/m²，d1～d3）方案化疗，共 4 个周期，序贯纵隔区根治性放疗(200 cGrey × 30 次，6000 cGrey)。放疗结束后评价疗效为 PR，随后给予一代 EGFR－TKI（埃克替尼）治疗，每 3 个月定期随诊复查胸部 CT 和全身检查，纵隔病灶及肺病灶均评效 SD（图 27－3，图 27－4），远处脏器未见新发病灶；查体可见患者杵状指于化疗开始后逐渐减轻（图 27－5），于靶向治疗开始 10 个月后消失，目前患者接受靶向治疗 26 个月，随诊观察中。

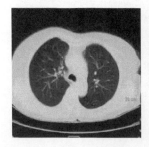 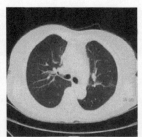 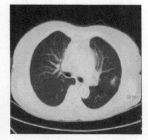

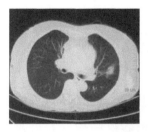 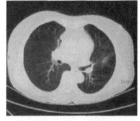

图 27-3　TKI 治疗 6 个月后复查评效，
胸部 CT 提示左肺肿物明显缩小

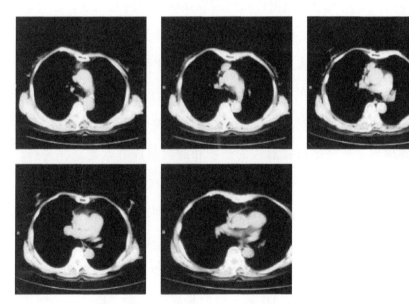

图 27-4　TKI 治疗 6 个月后前纵隔肿物缩小

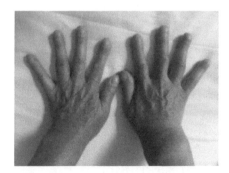 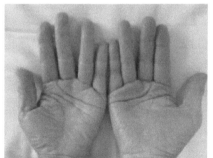

图 27-5　杵状指明显缓解

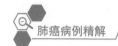 病例分析

　　本例患者主诉持续性胸背部疼痛就诊于门诊，首诊胸部 CT 检查发现右侧纵隔软组织肿瘤和左肺上叶软组织密度肿物（双发病灶），但分期检查未发现骨转移和其他原因造成的骨质破坏征象，同时体格检查发现患者双侧杵状指和双侧踝关节肿胀明显，综合影像学检查、病史、体格检查考虑为恶性肿瘤伴副肿瘤综合征。对于治疗方案的选择，首选为根治性手术切除，必要时可采取包括扩大切除和组织重建在内的根治性切除，但本例患者既往基础疾病严重，心肺功能严重受损，经术前评估后并不符合手术切除条件。因此明确病理诊断并制订针对性的药物和放射治疗方案是最佳选择。通常，对于影像学不能确诊的多发实性病灶应分别进行穿刺活检，病理诊断是金标准。经过包括胸外科、放疗科、化疗科、放射诊断科、病理科及介入治疗科在内的多学科联合会诊以制订治疗方案。

　　本例患者通过活检明确为双原发恶性肿瘤，右侧纵隔为胸腺癌 (thymic carcinoma，TC)。TC 是上皮源性恶性肿瘤，最常见的组织学类型是鳞状细胞癌和未分化癌，多见于成年男性，平均发病年龄 50 岁，其中类淋巴上皮癌也可见于儿童，基底细胞样癌多见中老年男性，黏液表皮样癌与腺鳞癌也可见于中老年女性。TC 在恶性生物学行为上的表现明显不同于胸腺瘤。患者左肺上叶混杂密度病灶为 AC，AC 是常见的 NSCLC 的病理类型，其异质性明显，根据不同的病理类型，可以表现为远处转移的高度恶性肿瘤，也可表现为稳定的惰性肿瘤，因此应选择符合具体情况的个体化治疗方案。综合分析本例患者病情，一线治疗以全身药物治疗为主，辅助局部放疗；维持治疗根据敏感基因选择一代 EGFR – TKI 靶向治疗。其中

一线药物治疗应兼顾不同的病理类型（TC 和 AC），由于上皮源性胸腺肿瘤，包括胸腺瘤和胸腺癌发病率较低，因此缺乏基于循证医学所制订的标准治疗模式，通过查阅文献目前普遍临床经验多来源于单臂Ⅱ期临床研究或是回顾性研究，推荐对于分期较晚的胸腺瘤采用蒽环类药物 + 铂类药物化疗，而对于胸腺癌则推荐顺铂为基础的含铂双药方案。对于肺腺癌的化疗方案研究相对成熟，经典的含铂双药方案对于改善预后作用明确，因此综合考虑采用紫杉醇 + 顺铂方案。局部放疗对于胸腺上皮源性肿瘤治疗效果确切，对于部分患者，放疗及放化疗可延迟复发。应当在 MDT 综合治疗的模式下，合理应用放疗，并于化疗协同进行，对于放射剂量目前尚无定论，多数学者推荐 40 ~ 70 Gy。

本例患者维持治疗首选针对敏感基因突变的靶向治疗。虽然对于可切除的早期肺腺癌的患者首选手术治疗，但根据 2018 年的中国肺癌专家共识提出，对于Ⅱ ~ ⅢA 期（N1 ~ N2）的 *EGFR* 敏感突变患者，可以应用 TKI 药物进行辅助治疗。但是关于 *ALK* 基因重排、*ROS - 1* 融合基因、*KRAS* 基因突变等驱动基因患者的 TKI 辅助治疗仍未推荐。本例患者通过近 4 年的随访，肿瘤病情稳定，生活质量明显改善，得到相对可观的预后生存获益。

本例患者临床表现有杵状指和胸痛，考虑为副肿瘤综合征。以杵状指为代表的肥大性骨关节病（hypertrophic osteoarthropathy，HOA）是临床常见的胸部肿瘤的副肿瘤综合征表现，可伴发于恶性甚至良性胸腔内肿瘤，最常见于肺癌和恶性胸膜肿瘤，发生率为 5% ~ 10%。通常的病理生理学表现为肿瘤细胞产生的某些特殊的内分泌激素抗原和酶作用于关节部位。HOA 伴发于胸腺肿瘤首次报道于 1939 年，发生率较低，也未见大样本病例报道。本例患者于治疗后杵状指和胸痛症状明显缓解，甚至消失，因此临床考虑为疾病改善表现。

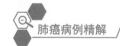
病例点评

1. 包括胸腺瘤和胸腺癌在内的胸腺上皮源性肿瘤发病率低，年发病率约为每年（1.3~3.2）/10 万。胸腺癌相对于胸腺瘤而言，发病率更低而恶性程度更高，总体 5 年生存率仅为 35%。由于发病率低，对于其诊断和治疗均缺乏基于前瞻性随机临床数据证实，临床通常首选手术根治性治疗，但通过 SEER 数据库及小样本病例的回顾研究认为，放疗有改善疾病预后的作用。对于胸腺上皮源性肿瘤的病理诊断依据，国际恶性胸腺肿瘤机构（The International Thymic Malignancy Interest Group，ITMIG）根据 WHO 病理诊断的总体原则制定具体标准（表 27 - 1），协助临床病理科医师在鉴别诊断及疑难病例诊断方面提供依据。

表 27 - 1　胸腺癌诊断的组织学特征

项目	组织学特征
主要标准（必不可少的）	典型的癌症异质性上皮细胞
	排除典型的和（或）退行性胸腺癌及典型和非典型类癌
	排除胸腺转移、生殖细胞和具有上皮特征的间质细胞肿瘤
	浸润性生长
次要标准	间质内小癌巢
	缺乏未成熟的 TdT + T 细胞（极少数例外）
	免疫组化：上皮表达 CD5、CD117；大量表达 GLUT1、MUC1[a]
	推进边界的侵袭性
与胸腺癌诊断一致[b]的特征	出现血管周围空隙
	出现"Hassall 样"表皮样螺环和（或）肌细胞
	出现（通常很少）未成熟的 TdT + T 细胞

注：[a]很多非胸腺表达 CD5，CD117，GLUT1 和 MUC1；
[b]尽管大部分特征是"器官样"的，如果达到胸腺癌的主要诊断标准，它们不能作为排除诊断的证据。

2. 作者强调对于胸腔内多发病灶进行多点穿刺活检以明确病

理诊断。随着近年来恶性肿瘤治疗效果的不断提高，双重癌、三重癌不断出现，伴多原发恶性肿瘤逐渐增多。因此，对于胸部多处肿瘤病灶，应考虑到双重癌和转移癌等多种可能。

3. 对于存在驱动基因突变的晚期或Ⅱ～ⅢA期（N1～N2）NSCLC 患者，可以选择相应的靶向药物治疗。本例患者胸部增强 CT 和 PET/CT 均未显示纵隔淋巴结转移，考虑其分期较早，对于此类患者的靶向治疗，在临床上尚无试验数据支持 TKI 药物。但是本病例应用一代 TKI 药物维持治疗后，肺肿瘤病灶有所缩小，且维持稳定大小已达 26 个月，其不良反应低，患者生活质量改善明显，给予患者确实的生存获益。

4. 目前对于恶性肿瘤伴发 HOA，分子水平原因尚不清楚，可能的机制包括血清 VEGF 及 b－FGF 水平异常升高，而此前类似报道称 VEGF 与肿瘤转移和不良预后相关，因此有学者假设 HOA 有可能是不良预后的预测因子，而 HOA 同样可能随着恶性肿瘤的治疗转归，逐渐好转或恶化，由于易于观察对比，因此对于预测生存和评估治疗效果具有一定的协助作用。

参考文献

1. 夏金，司瑞瑞，吴育锋. 盐酸埃克替尼治疗晚期非小细胞肺癌的临床研究. 肿瘤基础与临床，2015，(3)：32－34.

2. EVOLI A，LANCASTER E. Paraneoplastic disorders in thymoma patients. J Thorac Oncol，2014，9 (9)：143－147.

3. OKUMA Y，SAITO M，HOSOMI Y，et al. Key components of chemotherapy for thymic malignancies：a systematic review and pooled analysis for anthracycline－, carboplatin－ or cisplatin－based chemotherapy. J Cancer Res Clin Oncol，2015，141 (2)：323－331.

4. MARX A，CHAN J K，COINDRE J M，et al. The 2015 WHO classification of tumors of the thymus：continuity and changes. J Thorac Oncol，2015，10 (10)：1383.

5. RUFFINI E，FALCOZ P E，GUERRERA F，et al. The European Society of Thoracic Surgeons (ESTS) thymic database. J Thorac Dis，2018，10 (29)：3516－3520.

028
肺、肝双原发肿瘤分期手术的经验分享一例

病历摘要

患者男性，57 岁，主诉：头部腔隙性脑梗死检查发现肝内病灶，同期发现左肺下叶肿物。

既往高血压病，脑梗死病史 4 年，急性肾衰竭，透析病史 10 年（后肾功能痊愈），酒精性肝硬化。

胸部增强 CT（图 28 - 1）：左肺下叶背段胸膜下结节，大小为 2.0 cm×1.9 cm，可见胸膜牵拉，右肺上叶磨玻璃结节（1.4 cm）。腹部增强 CT（图 28 - 2）：肝 S6 下缘稍低密度肿块，增强后可见快进快出强化，大小为 4.8 cm×4.5 cm，边缘见数枚略低密度小结节，增强可见快进快出强化。全身 PET/CT（图 28 - 3）诊断为左肺下叶癌（最大 SUV 6.6），肝脏转移（最大 SUV 9.2），余脏器未

笔记

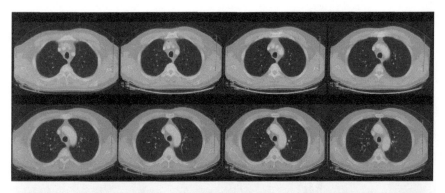

图 28 - 1　胸部增强 CT

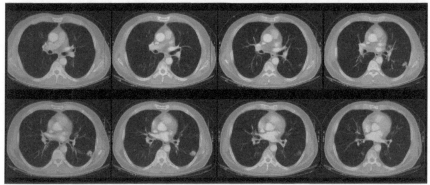

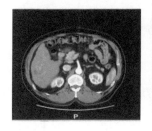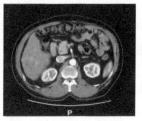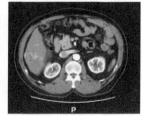

图 28 - 2　腹部增强 CT

见恶性征象（右肺上叶磨玻璃结节未见异常代谢）。分别穿刺肺内
及肝脏病灶，病理分别为①肺腺癌，实性生长方式为主，CK7
(-)、CK5/6(-)、Ki-67（ + 15%）、TTF - 1(+)、NAPSIN - A
(+)，P40(-)、ALK - Ventana(-)；②（肝病灶）CK7(部分 +)、
CK(+)、Ki-67（ + 15%）、Hep(+)、arginase(-)、GPC - 3(+)、
CD34(血管 +)、CD10(+)、网织红细胞(肝板破坏 +)、TTF - 1
(-)、NAPSIN - A(-)，支持肝细胞癌，Ⅱ级。

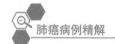
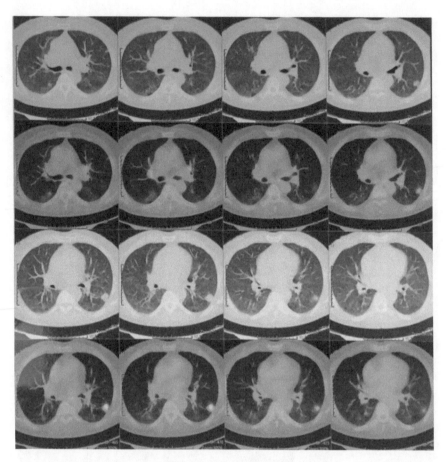

图 28 –3　全身 PET/CT

　　经多学科联合会诊，肝脏原发癌及肺原发癌均可达到手术根治，考虑患者肝功能差，病理分期更高，遂一期行肝 S6、S7 段切除术，术后病理提示：肝 S6 肝细胞癌，Ⅲ级，最大直径为 9 cm；肿物紧邻肝被膜；可见脉管癌栓；切缘未见癌；AFP（ － ）、arginase（ － ）、CD10（小灶 + ）、CK19（ － ）、CK20（ － ）、CK7（局灶 + ）、Hep（ + ）、GPC － 3（ + ）、Vimentin（ － ）、TTF － 1（ － ）、NAPSIN － A（ － ）。一期术后 2 个月复查 PET/CT 提示：左肺下叶结节，大小为 2.1 cm × 1.9 cm，与 2 个月前无明显变化，最大 SUV 4.4，双肺小结节性质待查，较大者位于右肺上叶（未见明显异常摄取）。完善检查后行胸腔镜左肺下叶楔形切除，淋巴结清扫。术后病理：左肺下叶腺癌，以腺泡、实性及乳头生长方式为主，大小为 2.5 cm×2.0 cm×1.5 cm，未累及脏层胸膜，未见脉管癌栓及神经侵犯，切缘未见肿瘤残留，淋巴结未见转移（纵隔 5 组、6 组、7 组、9 组，10 组，11 组及 13 组）。ALK - Ventana（-）、PD - L1（中等强度 +30%）、c - Met（中等强度 +40%）、*ROS - 1* 融合基因未见突变、未检测到 *EGFR* 基因突变。术后患者随诊 1 年，右肺磨玻璃结节未见变化。

病例分析

本例患者属于检查意外同期发现肝脏 S6 段肿物和左肺下叶肿物，包括胸部 CT、腹部 CT 及 PET/CT 在内的影像学检查均考虑肺内肿物为原发病灶，肝内肿物为转移癌，但经穿刺活检证实为双原发癌，即多原发恶性肿瘤（multiple primary malignant neoplasms，MPMN）。MPMN 的诊断标准由 Waren 和 Gates 于 1932 年建立，诊断原则是每一处恶性肿瘤的病理诊断依据必须准确，同时必须排除转移癌的任何可能。Sisti 通过 Meta 分析称 3%～5% 恶性肿瘤患者发生第二原发癌，大约 0.5% 患者甚至出现多重原发癌可能。Demandante 则在系统性回顾 1 104 269 例肿瘤患者后，分析发生 MPMN 在 0.73%～11.7%，随着诊断技术的改进，诊断率逐年增加。按诊断时序分为两类，同期发现的肿瘤或确诊间隔少于 6 个月为同期 MPMN，占 34.9%～41%；诊断间隔大于 6 个月为序贯 MPMN，占 59%～66%。Duchateau 统计，MPMN 常发于肺、泌尿生殖系统、肝胆系统及胃肠系统，尤其对于 NSCLC 更易伴发多重原发癌，常见的第二原发肿瘤常见于肺内（31%），头颈（20%）及

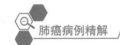
泌尿（11%）。因此，有学者建议对于 NSCLC 患者，当影像学发现远处病灶，应当考虑存在第二原发恶性病灶可能，尤其对于无临床表现且穿刺活检可及病灶，应积极行活检以明确诊断和分期。

通常，对于治疗方案选择要综合参考不同原发肿瘤的病理分型、病理分期及患者的一般状况，其中对每一处原发病灶进行详细的临床分期评估对于治疗方案制订至关重要。关于选择治疗顺序，通常对患者的预后改善较大或是提高生活质量的治疗优先选择。对于可手术切除的病灶，应该优先考虑手术切除，也可同期联合放化疗、内分泌治疗及其他必要的治疗。而多原发性恶性肿瘤（multiple primary malignant tumors，MPMTs）术后辅助治疗通常参考不同肿瘤的 NCCN 指南规定，而药物治疗方案选择，则倾向考虑恶性程度较高或者临床分期高的肿瘤。

病例点评

1. 尽管不能确诊，全身 PET/CT 对于 MPMTs 诊断仍然意义重大，基线 PET/CT 检查对于 MPMTs 诊断敏感性高，可协助制订治疗方案。而 Ishimori T 则强调全身 PET/CT 对于发现序贯 MPMTs 的重要性。除此之外，对于"Ⅳ期"恶性肿瘤，当出现新发病灶，部分情况可再次活检，如①无穿刺禁忌；②肿瘤病理类型与血肿瘤标志物升高不相符；③影像学发现罕见的转移部位。

2. 需要特别指出的是，术前风险评估及术后随诊都至关重要，尤其对于接受重要脏器切除的病例。对于肺癌合并 MPMTs，无论同期或序贯发生 MPMTs，还是肺内二次原发病灶或是其他脏器原发癌，严格掌握手术适应证、制订合理手术方案都需要考虑到患者预后获益，而非不同的治疗方案叠加。

3. Komatsu H 统计近 5 年 NSCLC 病例，发现 NSCLC 合并 MPMTs 将严重影响预后生存，尤其对于同期发生 MPMTs。而 NSCLC 同时合并上消化道肿瘤、咽喉肿瘤、肝胆 – 胰腺肿瘤及泌尿肿瘤时预后将受到很大影响。对于此类患者手术治疗应该格外谨慎。

参考文献

1. KONSTANTINOS S, NIKOS S, ACHILEAS L, et al. Multiple metachronous and synchronous malignancies with lung and thorax involvement. Report of two cases. Respir Med Case Rep, 2018, 24: 5 – 7.

2. WADA Y, KOIZUMI T, YOKOYAMA T, et al. Synchronous gastrointestinal stromal tumor and primary lung adenocarcinoma. Intern Med, 2012, 51 (17): 2407 – 2410.

3. CHONGYA Z, YULAN C, FANG L, et al. Multiple primary malignant tumors – a clinical analysis of 15, 321 patients with malignancies at a single center in China. J Cancer, 2018, 9 (16): 2795 – 2801.

4. KOMATSU H, IZUMI N, TSUKIOKA T, et al. Prognosis associated with synchronous or metachronous multiple primary malignancies in patients with completely resected non – small cell lung cancer. Surg Today, 2019, 49 (4): 343 – 349.

5. ATEŞ İ, YAZICI O, ATEŞ H, et al. Squamous cell cancer of the lung with synchronous renal cell carcinoma. Turk Thorac J, 2016, 17 (3): 125 – 127.

029
新辅助化疗病理完全缓解治疗分享一例

病历摘要

患者男性，53 岁，主诉：体检发现右肺上叶后段结节 20 余日。2016 年 12 月就诊于我院。

查体未见显著异常（双侧锁骨上淋巴结未触及肿大），呼吸系统查体无阳性体征。

既往吸烟、饮酒史 30 余年，戒烟、戒酒，丙肝病史（肝功能正常），糖尿病史（胰岛素治疗）。

新辅助化疗前辅助检查提示胸部增强 CT（图 29-1）右肺上叶后段肿物，大小为 1.5 cm×1.3 cm，肿物边缘可见毛糙，呈浅分叶，气管前淋巴结增大，大小为 3.1 cm×1.7 cm，考虑转移；分期检查：PET/CT（图 29-2）示右肺上叶软组织结节，直径约 2.0 cm，

笔记

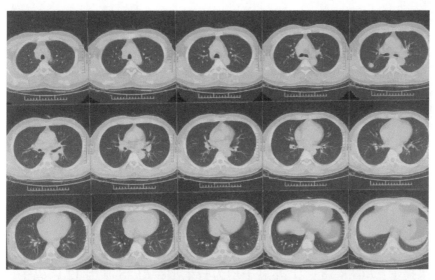

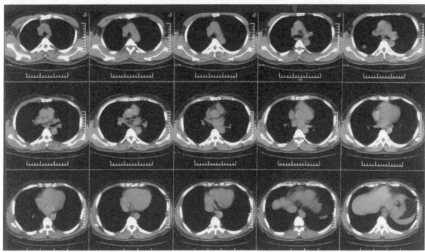

图 29 - 1　胸部增强 CT

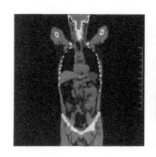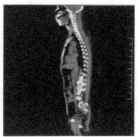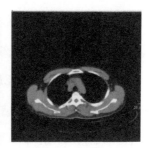

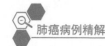
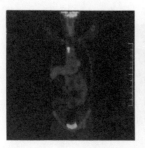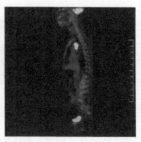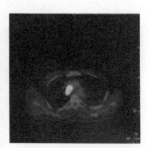

图 29 -2 PET/CT

最大 SUV 6.8；纵隔 4R 组淋巴结最大 SUV 10.23，考虑右肺上叶癌，纵隔淋巴结转移；双侧颈部及锁骨上均未检测到代谢增高淋巴结；CT 引导穿刺活检（右肺上叶肿物），病理为鳞癌；基因检测结果提示：*EGFR* 18 ~ 21 外显子均为野生型；*KRAS* 基因 12 密码子、13 密码子均未检测到突变；免疫组化 ALK(-)。

于我院胸部肿瘤内科就诊，诊断为右肺上叶鳞癌 c - T1N2M0 ⅢA 期，新辅助化疗 2 个周期（紫杉醇 175 mg/m^2，290 mg，d1 + 顺铂 75 mg/m^2，60 mg，d1，60 mg，d2，q21d）。

新辅助化疗后胸部增强 CT（图 29 -3）提示右肺上叶后段不规则结节，大小为 1.5 cm × 0.9 cm，边缘多发毛刺；新辅化后 PET/CT（图 29 -4）示右肺上叶后段片状索条影，仅见轻度代谢，最大 SUV 0.9，双侧颈部和锁骨上区均未见异常摄取淋巴结，纵隔及双肺门均未见异常摄取淋巴结。颈部超声：左颈根部至锁骨上可见淋巴结，大小为 1.2 cm × 0.7 cm。

新辅助化疗后评效分期为：右肺上叶鳞癌 c - T1N0M0 ⅠA 期。患者于 2017 年 2 月接受胸腔镜右肺上叶切除术，纵隔肺门淋巴结清扫。

术后病理：（p - CR）肺泡间隔纤维化，略增宽，伴炎细胞浸润，未见癌残留淋巴结转移（2R 组，2R + 4R 组，3A 组，7 组，9 组，10 组，11 组叶间淋巴结，叶内 12 组，13 组淋巴结均未见转移），支气管断端、血管断端未见癌残留。

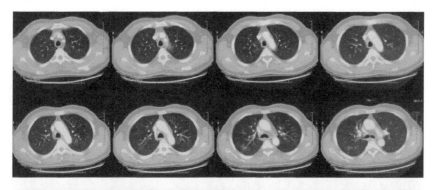

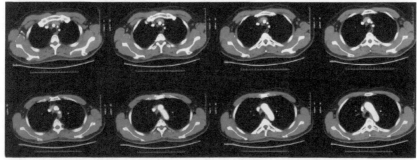

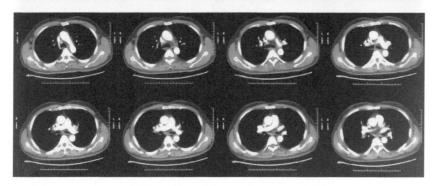

图 29 – 3　新辅助化疗后胸部增强 CT

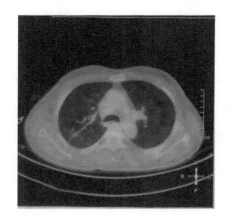

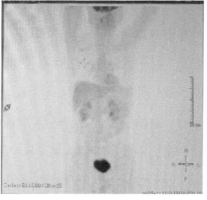

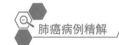
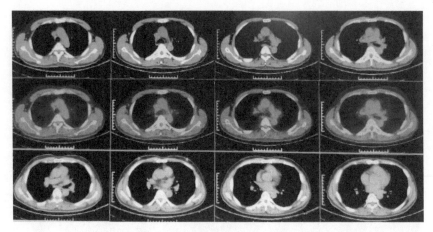

图 29 - 4　新辅助化疗后 PET/CT

术后患者辅助化疗 2 个周期（紫杉醇 175 mg/m^2 + 顺铂 75 mg/m^2，q21d）。术后患者定期复查随诊，随诊至今，胸部增强 CT 未见新生占位；颈部超声可见左颈根部至锁骨上可见淋巴结，大小为 1.3 cm × 0.9 cm，较前变化不大。

病例分析

本例患者为中年男性，体检发现右肺上叶外周型肿物，同时发现纵隔肿大淋巴结，经穿刺活检肺内原发病灶明确为鳞状细胞癌，病理诊断明确，结合化疗前 PET/CT 检查考虑为右肺上叶鳞癌，4R 组淋巴结转移，临床分期为 T1N2M0 ⅢA 期。临床约有 30% 患者在确诊时被诊断为 ⅢA 期 NSCLC，对于此类患者根治手术切除率不到 30%，且手术后 5 年生存率很低，同时术后短时间内复发率高，因此对于 ⅢA 期 NSCLC 普遍采用新辅助化疗降低肿瘤分期后，再行手术治疗。目前通常认为，化疗药物可以降低肿瘤分期，减少手术操作难度，提高肿瘤完整切除率（R0 手术切除率）和减少手术后并发症。

目前临床上对于肺鳞癌采用较多的化疗方案是紫杉醇联合顺铂，

紫杉醇作为具有抗癌活性的二萜生物碱类化合物，是一种新型的抗细胞内微管药物，抑制肿瘤细胞的分裂与繁殖，诱导肿瘤细胞发生凋亡；而顺铂则作为铂金属络合物，具有细胞毒性，属于细胞周期的非特异性药物，具有较强的广谱抗癌作用。本例患者为单站 N2 组淋巴结转移，通过 2 个周期术前新辅助化疗，复查评效，胸部增强 CT 和全身 PET/CT 提示原发病灶评效大 PR，纵隔淋巴结评效大 PR～CR，临床分期降为 c–T1NxM0（PET/CT 提示原纵隔 4R 组淋巴结未见异常摄取），患者获得手术根治机会，而对于新辅助化疗后降分期不明显甚至疾病进展的病例，常提示预后不佳，需采用 MDT 综合治疗。

除此之外，多项研究均显示诱导治疗后病理结果为 ypT0N0，即病理完全缓解（pathological complete response，pCR），预示局部晚期 NSCLC 病例的疾病得到有效控制，是作为改善预后的独立因素。

病例点评

1. 肺鳞癌通常表现为中央型肿物，高发人群为中老年男性，临床表现相对多见，但本例患者为体检发现的周围型肿物，同时伴有单站 N2 组淋巴结转移，治疗方案为以手术为主的综合治疗，术前需要新辅助诱导治疗。

2. 对于肺鳞癌ⅢA – N2 病例，通常选择含铂类的双药联合方案，有数据显示新辅助诱导治疗对于降低ⅢA – N2 病例原发病灶及转移淋巴结分期均确实有效，而对于新辅助诱导治疗，鳞癌患者有着腺癌病例同样的效果，甚至更好。对于评效符合手术条件的病例，根治性手术将使患者更加获益。特别强调的是，对于术后病理明确为淋巴结降分期的病例（pN2～pN0 – 1），相对于仅临床症状的缓解病例，疾病预后将得到更加明显改善。

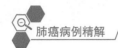
3. ⅢA - N2 病例具有明显的异质性，纵隔淋巴结受累情况（是否多组受累、受累淋巴结数量）、淋巴结大小、是否融合均与患者预后密切相关，与此同时，新辅助化疗对于部分病例无效，导致手术时机丧失或延误，新辅助化疗会使血管脆性增加，增加了术中出血及手术切除难度，因此应合理酌情安排治疗策略。

4. 目前尚无通行标准可以预先准确预测诱导治疗效果，而诱导治疗后的 CT 影像学检查也并不能"真正"准确的评估肿瘤组织对治疗的反应，而 FDG - PET 同样存在假阳性或是假阴性，因此只有术后病理结果能够准确评效。

5. 对于诱导治疗后的局部晚期 NSCLC 患者，pCR 是决定疾病预后良好的重要因素，文献报道在诱导治疗后，pCR 发生率在 8% ~ 35%。不同的研究均证实 pCR 意味着长期生存率更高，同时局部及远处复发转移发生率更低，这将带来更乐观的无疾病进展生存。

参考文献

1. VOS C G, DAHELE M, DICKHOFF C, et al. Tumor size does not predict pathological complete response rates after pre - operative chemoradiotherapy for non - small cell lung cancer. Acta Oncol, 2013, 52 (3)：676 - 678.

2. LOCOCO F, CESARIO A, MARGARITORA S, et al. Long - term results in patients with pathological complete response after induction radiochemotherapy followed by surgery for locally advanced non - small - cell lung cancer. Eur J of Cardiothoracic Surg, 2013, 43 (3)：71 - 81.

3. SCHREINER W, GAVRYCHENKOVA S, DUDEK W, et al. Pathologic complete response after induction therapy - the role of surgery in stage Ⅲ A/B locally advanced non - small cell lung cancer. J Thorac Dis, 2018, 10 (5)：2795 - 2803.

4. TAIRA N, KAWASAKI H, FURUGEN T, et al. The long - term prognosis of induction chemotherapy followed by surgery for N2 non - small cell lung cancer：A retrospective case series study. Ann Med Surg (lond), 2017, 17：65 - 69.